不育验方集

张培海　赵家有　主编

U0201040

全国百佳图书出版单位
中国中医药出版社
·北 京·

图书在版编目（CIP）数据

不育验方集／张培海，赵家有主编．--北京：
中国中医药出版社，2024.9
ISBN 978-7-5132-8417-2

Ⅰ.①不… Ⅱ.①张… ②赵… Ⅲ.①男性不育-验
方-汇编 Ⅳ.①R289.5

中国国家版本馆 CIP 数据核字（2023）第 177504 号

中国中医药出版社出版

北京经济技术开发区科创十三街 31 号院二区 8 号楼
邮政编码 100176
传真 010-64405721
北京盛通印刷股份有限公司印刷
各地新华书店经销

开本 710×1000 1/16 印张 11 彩插 0.25 字数 127千字
2024 年 9 月第 1 版 2024 年 9 月第 1 次印刷
书号 ISBN 978-7-5132-8417-2

定价 56.00 元
网址 www.cptcm.com

服 务 热 线 010-64405510
购 书 热 线 010-89535836
维 权 打 假 010-64405753

微信服务号 zgzyycbs
微商城网址 https://kdt.im/LIdUGr
官 方 微 博 http://e.weibo.com/cptcm
天猫旗舰店网址 https://zgzyycbs.tmall.com

如有印装质量问题请与本社出版部联系（010-64405510）

主 编 简 介

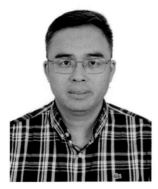

张培海

男，汉族，河北沧州人。成都中医药大学附属医院工作，中共党员，博士，主任医师，博士生导师，首届国家中医药管理局"青年岐黄学者"，四川省学术和技术带头人后备人选，四川省第二批优秀中医临床人才，四川省中医药管理局重点学科中医男科学学科负责人。

现任中国中西医结合男科专委会常委兼秘书长、中华中医药学会男科专委会常委、四川省中医药学会医务管理委员会主任委员。

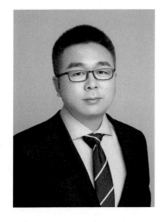

赵家有

男，中国中医科学院研究生院，中共党员，研究员，医学博士、研究生导师。

注重并追求发挥中医特色和中西医结合优势，从整体出发，个体化诊疗疾病。凝练提出并发展"因痹致痿"病机及通痹治痿法。强调痹痿属于病机，指出痹为不通，痿是功能下降，以"体痹用痿"辨析多种病症，采取通痹治痿三法治疗。

入选中国科学技术协会青年人才托举工程、国家中医药管理局高水平中医药重点学科（中医男科学）后备学科带头人、国家中医药传承与创新"百千万"人才工程全国中医药创新骨干人才。作为课题负责人，承担国家自然基金面上项目、首都卫生发展科研专项、中国中医科学院科技创新工程重大攻关项目等多项国家级及省部级课题。以第一作者或通讯作者发表SCI和核心期刊论文42篇，单篇最高影响因子7。

编 写 说 明

中医药学源远流长，对男性不育症的认识可追溯至金元时期以前，对本病的病因病机、预防及治疗提供了较为科学之方案，诸如晚婚晚育、避免近亲婚育等。明清医家更是在前人基础上进行深入探索，使得此时期有关男性生育科学之研究得到较快发展，在伦理道德、养生、病因病机、治法方药等方面均有论述，对于男性不育症之现代中医临床诊疗具有重要的指导意义。

几千年来男科学之内容极为详实。但是，记述较为零散，不便聚焦这一病种，开展专题研究。目前市场上鲜有专门总结男性不育症验法方案之书籍，广大男科同仁以及医学爱好者为此备感困扰，在针对男性不育症的学习上耗费着不必要之精力。鉴于此，本书借助溯源、总结、归纳男性不育症在《唐宋金元名医全书大成》《明清名医全书大成》《近代名医医著大成》以及民间验案中行之有效的验方与验案，对部分医理进行了研究与阐发，既传承、发扬历代男性不育症之精深医理与独到经验，使之不至流散于遗纸，亦照亮当下，裨益于临床，为广大医学界同仁于临床治疗提供借鉴、参考之处，拓展男性不育症治疗之视野，也为广大男性不育症患者及其家属了解中医治疗男性不育症之优势提供路径，增强其治疗信心。上述即为整理此书之初衷。

鉴于学识有限，书中难免疏漏之处，敬请前辈、同仁提出宝贵意见，以便再版时修订提高。

张培海　赵家有

2024 年 8 月

目　录

第一章　不育源流

中医药学有数千年的历史，关于男科学的内容十分丰富，其中不乏关于男性不育生理特点、病因病机、辨证施治等方面的文献。

中医学对"不育"一词的认识，最早见于《周易》渐卦中"妇孕不育"，建立了"男女媾精，万物化生"的生殖理念；《山海经》中记载了一些与男性不育症治疗相关的方法和药物，如其云："青要之山……其中有鸟焉，名曰鹝，其状如凫，青身而朱目赤尾，食之宜子。""员叶而白柎，赤华而黑理，其实如枳，食之宜子孙。""食之宜子（孙）。""佩之宜子孙。"当时，在婚姻制度上也提出了一些合理的主张，如《礼记·曲礼上》所言："三十曰壮，有室。"《周礼》中规定："令男三十而娶，女二十而嫁。"《礼记·曲礼上》中强调："娶妻不娶同姓。"《左传·僖公二十三年》中指出："男女同姓，其生不蕃。"这些主张具有很强的科学性，对于中华民族的健康繁衍起到了非常重要的作用。

第一节　秦汉时期

秦汉时期，我国历史上第一部完整的医学专著《黄帝内经》对男性的生殖生理及疾病做了较详细的论述。如《素问·上古天真论》曰："帝曰：人老而无子者，材力尽耶？将天数然也？岐伯曰：女子七岁，肾气盛……丈夫八岁……二八，肾气盛，天癸至，精气溢泻，阴阳和，故能有子……七八，肝气衰，筋不能动，天癸竭，精少，肾脏衰，形体皆极。八八，则齿发去。肾者主水，受五脏六腑之精而藏之，故五脏盛，乃能泻。今五脏皆衰，筋骨解堕，天癸尽矣。故发鬓白，身体重，行步不正，而无子耳。帝曰：有其年已老而有子者何也？岐伯曰：此其天寿过度，气脉常通，而肾气有余也。此虽有子，男不过尽八八……而天地之精气皆竭矣。"认为肾气的盛衰、天癸的有无、脏腑功能是否协调，直接决定着男性的生殖能力，且需夫妇"阴阳和"故能有子。同时论述了许多可致男性不育的病证，如"精少""精时自下""阴痿""白淫"等。

东汉张仲景将男性不育症归于虚劳范畴，认为男子精气虚亏而精冷不温是导致不育的主要病因病机，其所著的《金匮要略·血痹虚劳病脉证并治》曰："男子脉浮弱而涩，为无子，精气清冷。"我国第一部中药学经典著作《神农本草经》称不育为"无子""绝育"，记载了许多增强男性性功能和生育能力的药物，如五味子"强阴，益男子精"。

第二节　两晋南北朝时期

两晋南北朝时期，南齐褚澄在《褚氏遗书》中有专论孕育之道，认识到早婚伤精为男性不育原因之一。例如《精血篇》云："精未通而御女以通其精，则五体有不满之处，异日有难状之疾，阴已痿而思色以降其精，则精不出。"并提出晚婚保精则易育，如

《问子篇》云："合男女必当其年。男虽十六而精通，必三十而娶。"

第三节　隋唐时期

隋代巢元方《诸病源候论》认为，男子凡精冷、失精、不能射精均可致无子。如《诸病源候论·虚劳无子候》云："丈夫无子者，其精清如水，冷如冰铁，皆为无子之候。又泄精精不射出，但聚于阴头，亦无子。"唐代孙思邈在《备急千金要方·求子》中认为，男子无子之病是因为"凡人无子，当为夫妻具有五劳七伤，虚羸百病所致，故有绝嗣之患"，并制订专治男性不育之方剂"七子散"和"庆云散"，是继《神农本草经》之后最早以种子类药物治疗男性不育症的论述。王冰在《玄珠密语》中提出"五不男"之说，即天、漏、犍、怯、变。天即"天宦"，泛指男子先天性外生殖器或睾丸缺陷及第二性征发育不全；"漏"指遗精；"犍"为生殖器切除；"怯"指阳痿；"变"为两性人，俗称阴阳人。此类病症系男子绝对不育症，对后世影响很大。五子衍宗丸起源于唐代，据考证，最早记载于道教的《悬解录》一书，书中有张果献给唐玄宗的五子守仙方，即是五子衍宗丸的原貌。五子衍宗丸全方由枸杞子、菟丝子、覆盆子、五味子、车前子五种中药组成。枸杞子、菟丝子可生精补肾，覆盆子、五味子可润精生血，加车前子可利尿固肾。全方有补肾填精、疏利肾气、种嗣衍宗之功，对男性不育症有较好的疗效，被誉为"古今种子第一方"。

第四节　宋元时期

　　宋代陈自明《妇人大全良方·求嗣门》引用《备急千金要方》中无子之病因："凡欲求子，当先察夫妇有无劳伤痼害之属。依方调治，使内外和平，则妇人乐有子矣。"并强调男子肾阴、阳充实方能生育。他说："阴阳完实，然后交合，则交而孕，孕而育，育而为子，坚壮强寿。"可贵的是，他明确指出无子并非都是女子之过，而首先要从男女双方的体质找原因。书中还相当具体地提出了"男子受胎时日法"，认为按此法去做则易于得子。

　　元代李鹏飞《三元延寿参赞书》云："男破阳太早，则伤其精气；女破阴太早，则伤其血脉。"认为精伤及肾，血伤及肝，肝肾亏虚，根本不固，乃不育之因。

第五节　明清时期

　　明代时期，出现了许多生育专著，对不育症理法方药记载内容日趋丰富。其中，万全在《广嗣纪要》中将有子之道归纳为："一曰修德，以积其庆；二曰寡欲，以全其真；三曰择配，以昌其后；四曰调元，以却其疾；五曰协期，以会其神。"而无子之因"多起于父子之不足"，又言："纵欲无度则精竭，精竭则少而不多。精竭于内则阳衰于外，痿而不举，举而不坚，坚而不久。隐曲且不得，况欲输其精乎？是则肾肝俱损，不惟无子，而且有难状之疾矣。"这些认识包含了十分丰富的内容，即父亲品德的修养、适当的性生活、选择健康的女性配偶、调节元气、预防和治疗宿疾、在女性排卵期行房受孕等。书中还有一些治疗男性不育症的专方，如螽斯丸、壮阳丹、养精种子方、滋阴大补丸、乌发种方、补阴丸等。

王肯堂在《女科准绳·求子篇》中提出了饮食嗜好与男性不育有关，宜"戒酒""慎味"。直到20世纪80年代，西医学才认识到饮食嗜好可影响男性的生精功能、性功能，出现生育能力的异常变化。叶天士在《秘本种子金丹》中比较详尽地论述了男性不育的病因："疾病之关于胎孕者，男子则在精，女子则在血，无非不足而然。男子之不足，则有精滑、精清、精冷、临事不坚或流而不射，或梦遗频数，或便遗淋涩，或好女色以致阴虚，阴虚则腰肾痛惫，或好男风以致阳极，阳极则亢而亡阴，或过于强固，强固则胜败不治，或素患阴疝，阴疝则肝肾乖离。此外，或以阳衰，阳衰则多寒，或以阴虚，阴虚则多热，是皆男子之病，不得尽诿之妇人也。倘得其源而医治之，则事无不济也。"这些病因包括了精液异常、性功能障碍及全身性疾病，认识到不孕不育不能尽归咎于女方，只要找出导致男性不育的病因，对症下药，是有希望治愈的。

岳甫嘉在《妙一斋医学正印种子编》中从"寡欲""节劳""惩怒""戒醉""慎味"等五方面论述男子的养生之道，同时指出："生子专责在肾，但一经之病易治，有病在别经而移疾于肾者，有一人而兼数病，因而无子者，其治法颇难，其立方不易。"张介宾在《景岳全书》中尤其强调欲育者不宜过多饮酒："凡饮食之类，则人之脏气各有所宜，似不必过为拘执，惟酒多者为不宜。盖胎种先天之气，极宜清楚，极宜充实，而酒性淫热，非惟乱性，亦且乱精。精为酒乱，则湿热其半，真精其半耳。精不充实则胎元不固，精多湿热，则他日痘疹、惊风、脾败之类，率已受造于此矣。故凡欲择期布种者，必宜先有所慎。"

清代中医学对男性不育症的病因病机及理法方药有了更为长足的发展，还有"六病"的说法。清代陈士铎《石室秘录·伤寒相秘舌法》曰："男子不能生子有六病……六病维何？一精寒也，一气衰也，一痰多也，一相火盛也，一精少也，一气郁也。"以上所谓精寒者，为肾精寒冷，精寒则子宫不能容受，易于流产；气衰则是肾阳虚衰，肾阳衰则不能久战，从而使女方情欲不能冲动，即使男子能射精，而女子未能排卵也无法受孕；所谓痰多，是指湿邪多精液不纯，这种夹杂着湿痰的精液，即使能使女方受孕也多引起分娩后婴儿夭折；所谓相火盛，多系肾阴虚所致，阴虚火旺，男子阳强不倒，交合时男方持续过久，女方性高潮已过而男方尚未射精，如此也无法受孕；所谓精少，是因肾精亏少，虽能射精但因量少不能充满产道，且由于质稀薄，射入后多流出阴道，也很难受孕；所谓气郁，则是指肝气郁滞，肝郁不能升发心包之相火，每易发生阳痿，或临近交合时阴茎忽然软弱，或正交合时阴茎突然衰软，此时女方情欲正处于高潮，男方则因阳痿而望洋兴叹，也无法受孕。以上所论男子六病，实与肝、脾、肾功能失常有密切关系。因此，陈士铎主张在治疗方面，或温肾阳，或益肾气，或滋肾水，或疏肝郁，皆以调补脏腑功能为主。陈氏在其另一部著作《辨证录》从精、气、血三方面对男子不育进行论述，并且指出男子肥胖不育多为痰湿，其言："男子有面色萎黄，不能生子者，乃血少之故也……世人生子，动曰父精、母血，不知父亦有血也。夫血气足而精亦足，血气全而精亦全……惟是血不能速生，必补其气，盖血少者，由于气衰，补气生血又何疑乎?""男子身体肥大，必多痰涎，往往不能生子……夫精必贵纯，湿气杂于精中，则胎多不育……不知多痰之人，饮食虽化为精，而湿多难化，遂乘精气入肾之时，亦同群共入……湿既入肾，是精非纯粹之精，安得育麟哉!"

此外，"五不男"之说盛于明清医家著述及文史笔记。有"天、漏、犍、怯、变""生、剧（纵）、妒、变、半"等名称。古人喜术数之学，既有"五不男"之说，也便凑成五种（或五类）。诸家解说也互有参差，其中确实包括阴茎与睾丸先天性畸形、性器官发育不良、两性人及其他病症，并非药治所能收效。

至此，男性不育症的中医药诊疗形成了集理法方药一体之完整理论体系，对现代中医临床的男性不育诊疗具有重要的指导意义。

第二章 历代名医医话与方论

第一节 《广嗣要语》

一、调理精血论

求嗣之要，在乎男精女血充满而无病也。苟或病焉，必资明医而证调之。夫精者，血也，水也，阴也，盖以有形言之也。有形而能射者，则又为气，为火，为阳，所使然也。论曰：孤阳不生，独阴不成。无阴则阳无所附，无阳则阴无所依。是精兼气，血兼水，火兼阴阳，总属肾与命门二脉，以沉静为平。若见命门脉微细或绝，阳事痿弱，是为阳虚，法当补阳；若见命门脉洪大鼓击，阳事坚举，是为相火妄动，法当滋阴制火。启玄子云：壮水之主，以制阳光。正此谓也。若见肾脉洪大或数，遗精尿血，是为阴虚，法当补阴；若见肾脉虚微太甚，则无相火为病，法当阴阳双补。又如经者，血也，水也，阴也，假火也而为赤也，随气而行，依阳以运，亦若精之兼气血、兼水火、兼阴阳者也。其候以一月为期，上应月之盈缺，故名月水，应其期则平，失其期则病。先期者，血热也；过期者，血虚也。过期而色淡者，有痰也，或曰虚也；经行而成块者，血之凝也，或曰风冷乘之也；将行而作疼者，气之滞也；行后而疼者，气血俱虚也；经水紫黑色者，气血俱热也。虽然，又当察其时之寒暄，脉之迟数，证之冷热，平而调之，以复常候，不可一途而取。夫男女精血既充，别无他疾，宜守投虚之法，是为知要。

二、直指真源论

结胎者，男女精血也。男属阳而象乾，乾道资始；女属阴而象坤，坤道资生。阳主动，故能施与；阴主静，故能承受。夫动静相参，阴阳相会，必有其时，乃成胎孕。凡经尽一日至三日，新血未盛，精胜其血，血开裹精，精入为骨，男胎成矣；四日至六日，新血渐长，血胜其精，精开裹血，血入居本，女胎成矣。六日至十日，鲜有成者，纵成亦皆女胎。欲求子者，全在经尽三日以里交合，如俯首拾芥，万举万当。斯时，男女无暴怒，毋醉饱，毋食炙煿辛热，毋用他术赞益，阴阳和平，精血调畅，交而必孕，孕而必育，育而为子，坚壮强寿，至真切要，在此数语。受娠之后，宜令镇静，血气安和，则胎孕长养。又须内远七情，外薄五味，大冷大热之物，皆在所禁。苟无胎痛、胎动、漏血、泻痢及风寒外邪，不可轻易服药，亦不得交合阴阳，触动欲火，未产则胎动不常，既产则胎毒不已。降生之后，摄养一如胎前，盖母食热则乳热，母食寒则乳寒……有是数者，子受其害矣。求嗣之道，诚不出此。然源头一节，尤当研究。男子十六而精通，必三十而娶；女子十四而天癸至，必二十而嫁。皆欲阴阳二气完实，或精未通而御女，经始至而近男，未完而伤，未实而动，根本既薄，枝叶必衰，嗣续岂能蕃衍？先儒尝言：寡欲则有子。盖寡欲则不妄交合，积气储精，待时而动，故能有子。愚谓不止此为寡欲，凡心有所动，即是欲。心主血而藏神，属手少阴；肾主精而藏志，属足少阴。心神外驰，则肾志内乱，其于交会之际，殊无静一清宁之气，所泄之物同归腐浊而已，安能发育长养于其间哉？《书》曰：人心惟危，道心惟微。夫能精一道心，俾常为一身之主，则邪思妄念自尔退听，欲寡而神益完，不惟多子，抑且多寿。盖养生尤贵于寡欲故也。

三、男女服药论

男子以阳用事，从乎火而主动，动则诸阳生；女子以阴用事，从乎水而主静，静则众阴集。故治男子毋过温热以助其阳；治女子无过寒凉以益其阴。古人黄柏、知母之药，每用于男子；而干姜、艾叶之剂，恒施于妇人。男女阴阳自然之体，固有不得而同者。至于七情内伤，六淫外侵，发为诸病。治热以寒，治寒以热。随证推移，安能执此。但男女嗣续稍迟，虽无疾病，当加调护。男子阳动之体，惟虑合而易失，未获中其青綦；女人阴静之质，多苦交而弗孕，不能遂其生成，由是培养之术，若不可废。在男子则用思仙丹，收固真阴，以为持久之计；在女子则用启荣丸，鼓作微阳，以为发育之基。窃观古今种子诸方，不偏于寒，即偏于热，务张其功以矜世，不析其理以示人。往往服之反致求全之毁，故述二方，以为世之求嗣者助焉。

四、交会宜忌日

宜旺相吉日，春甲乙寅卯、夏丙丁巳午、秋庚辛申酉、冬壬癸亥子。

忌弦望晦朔，大风大雨，虹霓雷电，云雾昏暝，日月薄蚀，三光之下，及春秋冬丙丁日。本命乃勆劳之日，亦不可行也。上宜谨之慎之。

实阳能入虚阴，谓男子阳精充实，适值女人经后血海虚静，子宫正开，与之交合，是谓投虚，一举而成胎矣。经净一日交会者成男，二日者成女，三日成男，四日成女，五日成男，六日成女，取奇阳偶阴之义，六日无用矣。大抵前三日，新血未盛，精胜其血，血开裹精，必成男胎。后三日，新血渐长，血胜其精，精开裹血，多成女胎。交合得夜半后生气时，有子皆男而寿。

实阴不能受阳，谓女人经尽六日之后，新血方盛，血海充满，若与交合，以实投实，多不成胎。又有妇人素禀怯弱，虽经后旬日，血海未满，亦复成胎。然皆女子，亦血胜其精故也。

弱阴不能摄阳，谓女人阴血衰弱，虽投真阳强盛之精，不能摄入子宫，是以交而不孕，孕而不育。或因病后、产后、经后，将理失宜，劳动过节，亏损阴血所致，治宜调经养血。

微阳不能射阴，谓男子阳精微薄，虽遇女人血海虚静之日，流而不射，多不成胎。盖因平时嗜欲不节，施泄太多所致，法当补益精元，兼用工夫存养，无令妄动。候阳精充实，才授投虚之法，一举而成矣。两尺脉洪大或数，小便常赤，未交易兴，既交易泄，或自遗梦遗，真精不固，治在补阴。两尺脉微或迟，小便常清，阳事不举，勉力入房，未竟先痿，或所泄清冷微薄，治在补阳。

第二节 《冯氏锦囊秘录·嗣育门绪论》

凡男子体厚脉沉小，年虽幼而阳不固，是禀元气不足也，宜多服人参膏，或加芪术。中年阳道痿弱，身体益肥，姬妾多而不孕，是胃中脂膜虽盛，而气内怯也，补中益气汤，加鹿角、枸杞、制附子、锁阳、苁蓉之类，兼补相火，宜减厚味肥甘，使浊气清而真精固也。如脾胃不和，食少倦怠，每使内后益甚，而不能成胎者，是中气弱而不能施化也，多服补中益气汤。如黑瘦脉弦数，身体多热，肠胃燥涩，不能成胎者，是阴水不足也，虽胎亦夭，宜六味加知柏、归身、枸杞为丸服之，务使阴阳和平，而能生子，不必定在热药也。

夫人至晚年无嗣，医皆责之于肾，肾以主精，精旺则孕成故也。殊不知肾主相火，心主君火，一君一相，本于天成，君宁相服，精血乃生，盖心之所藏者神，神之所附者血，血之所患者，火也。心欲萌而火动，则血沸腾，而神元虚耗，不能下交于肾，肾水虚寒，精因之而妄泄，所以然者，由心火一动，则相火翕然从之，相火既动，则天君亦督扰而不宁矣。是以心肾有相须之义，善摄生者，贵有交养之方，尝观富贵之人，反多乏嗣，盖富多纵欲而伤精，贵每劳心而损神，要之肾精妄泄，常因火迫使然，心火上炎，亦由水乏弗制也。且人年三十以往，精气渐减，不惟饮食男女之欲，足以损败，一与物接，则视听言动，皆足以耗神散气，而况役志劳心者，复攻之以众欲乎？是以或伤精，或劳神，有一于此，而不知节，非所以保天和而广嗣胤也。

男女交媾，凝结成胎者，虽不离精血，犹为后天滓质之物，而一点先天之气，萌于情欲之感者，妙合于其间，朱子所谓禀于有生之初；《悟真篇》所谓生身受气初者是也。

医之上工，治无子者，语男则主于精，语女则主于血，著论立方，男子以补肾为要，女子以调经为先，又参以补气行气之说，察其脉络，究其盈亏，审而治之，自可孕也。然人身气血，各有虚实寒热之异，惟察脉可知，舍脉而独言药者妄也。脉不宜大过而数，数则为热；不宜不及而迟，迟则为寒，不宜太有力而实，实者，正气虚而火邪乘之以实也。当散郁以伐其邪，邪去而后正可补，不宜太无力而虚，虚乃气血虚也，惟当调补其气血。又有女子气多血少，寒热不调，月水违期，皆当诊脉而以活法治之，务使夫妇之脉和平有力，交合有期，不妄用药，乃能生子也。其种子之道有四，一曰择地。地者，母血是也。二曰养种。种者，父精是也。三曰乘时。时者，精血交感之会是也。四曰投虚。虚者，去旧生新之初是也。然少年生子多赢弱者，欲盛而精薄也。老年主子多强壮者，欲少而精厚也。多欲者，子多不育，盖孕后不节，则盗泄母阴，以夺养胎之气。

第三节　《女科经纶·嗣育门》

一、经论男女有子本于肾气之盛实

《素问》曰：女子七岁，肾气盛，齿更发长，二七而天癸至，任脉通，太冲脉盛，月事以时下，故有子。七七任脉虚，太冲脉衰少，天癸竭，地道不通，故形坏而无子。丈夫八岁，肾气实，齿更发长。二八肾气盛，天癸至，精气溢泻，阴阳和，故能有子。八八则齿发去，五脏皆衰，筋骨懈惰，天癸尽矣。故发鬓白，身怯，行步不正而无子耳。

慎斋按：以上经论一条，序男女有子，本于天癸至，而肾气盛实之候也。昔人论种子，必先调经。故妇人调经一门之后，即继以嗣育之道。若《良方》与《济阴纲目》序调经经闭证后，遂编入妇人血崩带下，与中风诸疾，未免序次不伦矣。

二、合男女必当其年欲阴阳之完实

褚澄曰：合男女必当其年，男虽十六而精通，必三十而娶。女虽十四而天癸至，必二十而嫁。皆欲阴阳完实，然后交而孕，孕而育，育而为子坚壮强寿。今未笄之女，天癸始至，已近男色，阴气早泄，未完而伤，未实而动，是以交而不孕，孕而不育，育而子脆不寿。

三、求子在阴阳之形气寓论

《圣济经》曰：天地者，形之大也。阴阳者，气之大也。唯形与气，相资而立，未始偏废。男女媾精，万物化生，天地阴阳之形气寓焉。语七八之数，七，少阳也；八，少阴也，相感而流通。故女子二七天癸至，男子二八而精通，则以阴阳交合而兆始故也。

四、求子须知先天之气论

胡孝曰：男女交媾，其凝结成胎者，虽不离精血，犹为后天滓质之物，而一点先天之气萌于情欲之感者，妙合于其间。朱子所谓禀于有子之初，《悟真篇》所谓生身受气初者是也。医之上工，因人无子，语男则主于精，语女则主于血。著论立方，男子以补肾为要，女子以调经为先。又参以补气行气之说，察其脉络，究其盈亏，审而治之，然后一举可孕也。

五、求子之脉贵和平论

陈楚良曰：人身气血，各有虚实寒热之异，唯察脉可知。舍脉而独言药者，妄也。脉不宜太过而数，数则为热。不宜不及而迟，迟则为寒。不宜太有力而实，实者正气虚，而火邪乘之以实也。治法当散郁以伐其邪，邪去而后正可补。不宜太无力而虚，虚乃气血虚也。治法当补其气血。又有女子气多血少，寒热不调，月水违期，皆当诊脉，而以活法治之。务使夫妇之脉和平有力，交合有期，不妄用药，乃能生子也。

慎斋按：以上四条，序嗣育之道，必阴阳完实，形气相资，兆始于先天有生之初，而再诊以脉之和平，始可有子也。

六、种子必保养心肾二脏论

王宇泰曰：严冬之后，必有阳春。是知天地之间，不收敛则不能发生，自然之理也。今人既昧收藏之理，纵欲竭精，以耗真气。及其无子，既云血冷，又谓精寒，燥热之剂投而真阴益耗矣，安得而有子。大抵无子之故，不独在女，亦多由男。房劳过度，施泄过多，精清如水，或冷如冰，及思虑无穷，皆难有子。盖心主神，有所思则心驰于外，致君火伤而不能降。肾主智，有所劳则智乱于中，俾肾亏而不能升，上下不交，水火不媾，而能生育者，无有也。

七、种子有聚精之道五论

袁了凡曰：聚精之道，一曰寡欲，二曰节劳，三曰息怒，四曰戒酒，五曰慎味。肾为精之府，凡男女交接，必扰其肾。肾动则精血随之而流，外虽不泄，精已离宫。未能坚忍者，必有真精数点，随阳痿而溢出，此其验也，故贵乎寡欲。精成于血，不独房室之交，损吾之精。凡日用损血之事，皆当深戒。如目劳于视，则血于视耗。耳劳于听，则血以听耗。心劳于思，血以思耗。随事节之，则血得其养，而与日俱积矣，故贵乎节劳。主闭藏者，肾也。司疏泄者，肝也。二脏皆有相火，其系上属于心。心，君火也。怒则伤肝而相火动，动则疏泄用事，闭藏不得其职，虽不交合，亦暗流潜耗矣，故贵乎息怒。人身之血，各归其舍则常凝，酒能动血，人饮酒则面赤，手足俱红，是扰其血也。血气既衰之人，数月无房事，精始厚而可用。使一夜大醉，精随薄矣，故宜戒酒。经云，精不足，补之以味。浓郁之味，不能生精，唯恬淡者，能补精耳。盖万物皆有真味，调和胜，真味衰矣。不论腥素，淡煮得法，自有一段冲和恬淡之气，益人肠胃。《洪范》论味，而曰稼穑作甘。世物唯五谷得味之正，但能淡食谷味，最能养精。如煮粥饭中，有厚汁滚作一团者，此米之精液所聚，食之最能生精，故宜慎味。

八、种子之道有四

王宇泰曰：种子之道有四，一曰择地，地者，母血是也；二曰养种，种者，父精是也；三曰乘时，时者，精血交感之会是也；四曰投虚，虚者，去旧生新之初是也。

九、种子必知歐缊之时候

袁了凡曰：天地生物，必有歐缊之时，万物化生，必有乐育之候。猫犬至微，将受娠也，其雌必狂呼而奔跳，以歐缊乐育之气触之，不能自止耳。此天然之节候，生化之真机也。凡妇人一月经行一度，必有一日歐缊之候，于一时辰间，气蒸而热，昏而闷，有欲交接不可忍之状，此的候也。此时逆而取之，则成丹；顺而施之，则成胎矣。

第四节 《续名医类案·求子》

沈按曰：求子全赖气血充足，虚衰即无子。故薛立斋云：至要处在审男女尺脉。若右尺脉细或虚大无力，用八味丸；左尺洪大按之无力，用六味丸；两尺俱微细或浮大，用十补丸。此遵《内经》而察脉用方，可谓善矣。然此特言其本体虚而不受胎者也。若本体不虚而不受胎者，必有他病。

第五节 《冯氏锦囊秘录·女科精要》

夫五脏各有精，五脏平和，则脏藏之精华输归于肾，以资其用。盖肾为水脏，乃聚会关司之所，故种子有百脉齐到之论，而《内经》有五脏盛乃能泻之语也。袁了凡曰：聚精之道，一曰寡欲，二曰节劳，三曰息怒，四曰戒酒，五曰慎味。肾为精之府，凡男女交接，必扰其肾，肾动则精血随之而流，外虽不泄，精已离宫，未能坚忍者，必有真精数点，随阳痿而溢出，此其验也，故贵乎寡欲。精成于血，不独房室之交，损吾之精，凡日用损血之事，皆当深戒。如目劳于视，则精以视耗；耳劳于听，则精以听耗，心劳于思，则精以思耗，随事节之，则血得养而精与日俱积矣，故贵乎节劳。主闭藏者，肾也。司疏泄者，肝也。二脏皆有相火，其系上属于心。心，君火也。怒则伤肝，而相火动，动则疏泄用事，闭藏不得其职，虽不交合，亦暗流潜耗矣，故贵乎息怒。人身之血，各归其舍则常凝，酒能动血，饮酒则面赤，手足俱红，是扰其血也，血气既衰之人，数月无房事，精始厚而可用，一夜大醉，精随薄矣，故宜戒酒。经云：精不足，补以味。浓郁之味，不能生津，惟恬淡者能补精耳。盖万物皆有真味，调和胜，真味失矣。不论腥素，淡煮得法，自有一段冲和恬淡之气，益人肠胃。《洪范》论味而曰：稼穑作甘。世物惟五谷得味之正，若能淡食谷味，最能养精，如煮粥饭中，有厚汁滚作一团者，此米之精液所聚，食之最能生精，故宜慎味。

第六节 《济生集·广嗣论》

夫阴阳交媾于经尽之后，本无有不成胎者。惟因男气不足，女血虚寒，故二气不交，徒施不聚。世之无子者，曾不问自己脏腑之亏，但以涩精壮阳之剂，误为生子良方，即或侥幸得孕，无非热药偶成，因贻毒于子女，故虽得而不实也。

上工著论立方，男以补肾为要，女以调经为先，而又参以补血行气之说，究其盈亏，审而治之，然后一举可孕。天下之男无不父，女无不母矣。不然者，则因女人经候不调，或有崩漏、带下等症，必难受孕。男子不育，必有阳脱痿弱，精冷清淡，或阳痿不射等症。故女以调经为先，男以补肾为主也。服药之后，又宜清心寡欲，使我之本原先壮，然后奇偶施之，而不孕者，未之有也。

第七节 《家传女科经验摘奇·求子》

夫天地者，万物之父母也，阴阳者，血气之男女也。夫有夫妇则有父子，婚姻之后则有生育。育者，人伦之本也。且男女之合，二情交畅，阴血先至，阳精后冲，血开裹精，阴外阳内，阴裹阳精而男形成矣；阳精先至，阴血后参，精开裹血，阳外阴内，阳精裹血而女形成矣。若夫受形之易者，男女必当其年。男子八岁，齿更发长，二八而精血溢。女子七岁，齿更发长，二七而天癸至。乃是阳中之阴也，阴中之阳也。男子三十而娶，女子二十而嫁，欲其气血充实，然后交合，故交而孕，孕而寿。倘若婚嫁不时，其气早泄，未完而伤，是以交而不孕，孕而不育，育而不寿者多矣。以此观之，男女贵乎溢壮，则易于受形也。且父少母老，生女必赢；母少父衰，生男必赢，诚哉此理。或男子其精不浓，妇人血衰气旺，是于男女气血偏胜，皆使人无子。

第八节 《秘本种子金丹》

一、种子总论

生人之道，始于求子。而求子之法，不越乎男养精、女养血两大关键。盖阳精溢泻而不竭，阴血时下而无愆，阴阳交畅，精血合凝，胚胎结而生育滋矣。若阳虚不能下施于阴，阴亏不能上承夫阳，阴阳抵牾，精血乖离，是以无子。主治之法，男当益其精而节其欲，使阳道之常健；女当养其血而平其气，使月事以时下。交相培养，有子之道也。世人不察，方且推生克于五行，蕲补食于药尔。以伪胜真，以人夺天，虽孕而不育，育而不寿者多矣。

二、种子脉诀

求子之脉，专责于尺。右尺偏旺，火动好色；左尺偏旺，阴虚非福。惟沉滑匀易为生息。微涩精清，兼迟冷极；若见微懦，入房无力；女不好生，亦尺脉涩。

三、相女有法

求子者必先择女，犹种植必先择地。盖砂砾之场，难期稻黍；而薄福之妇，安望熊罴？故为后嗣计，不可不选择也。大都妇人之质，贵静而贱动，贵重而贱轻，贵厚而贱薄，贵苍而贱嫩。故唇短嘴小者不堪，此子嗣之部位也；耳小轮薄者不堪，此肾气之外候也；声细而不振者不堪，此丹田之气本也；形体薄弱者不堪，此藏蓄之宫城也；饮食纤细者不堪，此仓廪血海之源也；发焦齿豁者不堪，肝亏血而肾亏精也；睛露臀削者不堪，藏不藏而后无后也；山根、唇口多青气者不堪，阳不胜阴，必多肝脾之滞逆也；脉见紧数弦涩者不堪，必真阴亏弱，经候不调而乏生生之气也。他如未笄之女，阴气未完；欲盛之妇，所生多女。性情和者，调经自易；性情妒者，月水不匀。相貌恶者形重；容颜美者福薄。肉肥胜骨者，脂满子宫;骨瘦如柴者,子宫无血。又有虎头熊颈、蜂目豺声、横面竖眉者,必多刑克。发悍奸险、阴恶刻薄者,均不利于子嗣。求嗣者不可不急讲也。

四、子嗣专责男子

子嗣有无之责,全归男子;而世俗专主妇人,此不通之论也。《易》曰:坤道其顺乎承天而时行。夫坤之生物,不过顺承乎天,则母之生子,亦不过顺承乎父而已,安可以妇人为主耶?若以妇人为主,试观富贵之家,侍妾已多,其中岂无经水当期而无病者乎?有已经前夫频频生育,而娶以图其易者,顾亦不能得胎;更遣与他人,转盼生子者,岂不能受孕于此,而能受孕于彼乎?是以子嗣之有无,责专男子。无论老少强弱,俱要神足,神足全凭寡欲,寡欲则不妄交合,积气储精,待时而动,一举而成。世人不察,以小产专责之母,不育专付之儿,寿夭专诿之数,不亦谬乎?盖少年生子多有羸弱者,欲勤而精薄也;老年生子反多强壮者,欲少而精全也。又交接时,不可大肆出入,密密揉之可也。若大肆出入,胎风自不能免矣。故年老人得子,多不受风者,为不能大肆出入故也。又受胎后切不可再与之交,一恐伤胎暗产,一恐生子胎毒为患也。是男子必先自治,而后及妇人则几矣。

五、种子必先养精

种子之法,男子必先养精,女子必先养血。今人之无子者,往往勤于色欲。岂知施泄无度,阳精必薄;纵欲适情,真气乃伤。妄欲得子,其能孕乎?夫男主乎施,女主乎受,一施一受,胎孕乃成。今所施者，全非先天浓郁之气，不过后天渣滓之物，纵使阴受可化，而实乏阳施之用矣。故求嗣者，毋伤于思虑，毋耗其心神，毋意驰于外而内虚，毋志伤于内而外驰，毋以酒为色媒，毋以药而助火。清心寡欲，安神惜精，静气日久，气足神完，依时而动，其一点先天之真精生气，勃然随阳之痿而溢出，自万举而万当矣。《内经》云：阴平阳秘，精神乃治；阴阳离决，精气乃绝。老子曰：必清必静，毋摇尔精。《人镜经》曰：精气盛则生二男。盖谓此也。

六、养精须寡欲

种子之法，古人言之不少，如《广嗣诀》以经期方止，子宫正开，宜及时布种；《道藏经》以月信止后，单日属阳成男，偶日属阴成女；李东垣以经断一二日感者成男，四五日感者成女；朱丹溪以受气于左子宫为男，受气于右子宫为女；《圣济经》以左动成男，右动成女；《褚氏遗书》以血裹精成男，精裹血成女。诸说纷纷，各成其是，而终无十全之效。所谓效获十全者，寡欲是也。寡欲则不妄交合，聚精会神，待时而动，亦何求而不得欤？然寡欲必先清心，心主血而藏神，心有所动，神即外驰，外虽未泄，精已离宫，即肾气亦随之而内乱，轻则梦遗、淋浊，重则杨梅、结毒。即幸而获免，其于交会之际，毫无静一清宁之真气，所泄之物，尽是腐浊而已，安能化育成胎哉？心为一身之主，诚能扫尽邪思，兼用静工存养，无令火动，俟阳精充实，依时而合，一举而成。是以寡欲则神完，不惟多子，抑亦多寿。

七、养精须节劳

夫精成于血，不独房劳损吾之精，凡日用事物之间，其伤吾精者甚多：如目劳于视，则血以视耗；耳劳于听，则血以听耗；心劳于思，则血以思耗。吾随时而节之，而血得其养而与日俱积矣。

八、养精须息怒

肾主闭藏，肝主疏泄，二脏皆有相火，而其系上属于心。心，君火也。怒则伤肝而相火动，动则疏泄者用事，而闭藏者不得其职，虽不交合，亦暗流而潜耗矣。

九、养精须戒酒

饮食之类，人之脏腑，各有所宜，似不必过为拘执，惟酒为不宜。盖胎种先天之气，极宜清楚，极宜充实，而酒性淫热，非惟乱性，亦且乱精。精为酒乱，则湿热其半、真精其半耳。精不充实，胎元不固；精多湿热，则他日痘疹、惊风、脾败之患，率已基于此矣。故求嗣者必严戒之，与其多饮，不如少饮；与其少饮，犹不如不饮，此胎元之大机也。若醉后入房，精荡而随薄矣。

十、养精须慎味

《内经》曰：精不足者，补之以味。然肥浓之味，不能生精；惟淡薄之味，乃能补精耳。夫万物皆有真味，调和胜则真味失，不论荤素，蒸煮得法，自有一种冲和恬淡之气，食之自能养精。盖食物甚多，惟五谷为得五味之正。故煮粥饭熟后，上面有厚汁融成一团者，皆米之精液所聚也，食之骤能生精，试之有效。人能行是数者，非特为求嗣之良方，亦可为摄生之妙术矣。

十一、炼精之法

炼精全在肾家下手。内肾一窍名关元，外肾一窍名牝户。真精未泄，乾体未破，则外肾阳气至子时而兴。人身之气与天地之气相应，精泄体破，而人身阳生之后渐迟，有迟至丑、迟至寅，且有迟至卯而始生者，更有终不生者，始与天地不应矣。炼之之诀，须于夜半子时披衣起坐，两手搓极热，一手将外肾兜住，一手按脐心，而凝神于内肾，久久行之，而精旺矣。

十二、君相二火须知

百火在心，心，其君主也；相火在肾，肾，其根本也。然二火相因，无声不应，故心宜静，不静则火由欲动而自心挑肾。先心后肾者，以阳烁阴，出乎勉强，勉强则气降而丹田失守，已失元阳之大本。肾宜足，肾足则阳从地起而由肾及心。先肾后心者，以火济火，本乎自然，自然则气升而百脉齐到，斯诚化育之真机。故轻薄之夫，每从勉强，故多犯虚劳，不利子嗣；忠厚之士，常有自然，故品物咸亨，何虑后人？求嗣者，亦务阳道之真机则得矣。

十三、男女情兴

男女和悦，彼此情动而后行之，则阳施阴受而胚胎成，是以有子。若男情已至，而女心未动，则玉体才交，琼浆先吐，阳精虽施而阴不受矣；若女情已至，而男志或异，则桃浪徒翻，玉露未滴，阴血虽开，而阳无入矣。阴阳乖离，成天地不交之否，如之，何能生万物哉？

十四、论种子时候

天地生物，必有发缊之时，万物化生，必有乐育之候。猫犬至微，将受孕也，其雌必狂乎而奔跳，以发缊乐育之气，触之而不能自止耳，此天地之节候，化生之真机也。妇人于经尽之后，必有一日子宫内挺出莲花蕊子，气蒸而热，神昏而闷，有欲交接不可忍之状，此受精结胎之候也。于此时逆而取之则成丹，顺而取之则成胎。但妇人每含羞不肯言耳，男子须预告之，令其自言，则一举即中矣。

十五、进火妙诀

玉湖须浅泛，浅则女美，重载却成忧，深则女伤。阴血先参聚，女血先来；阳精向后流，男精后至，红花含玉露，血裹精则生男，平步到瀛洲，直上成胎。

十六、男有三至

男女未交之时，男有三至者，谓：阳道奋昂而振者，肝气至也；壮大而热者，心气至也；坚劲而久者，肾气至也。三至俱足，女心之所悦也。若痿而不举，肝气未至也，肝气未至而强合，则伤其筋，其精流滴而不射矣；壮而不热者，心气未至也，心气未至而强合，则伤其血，其精清冷而不暖矣；坚而不久者，肾气未至也，肾气未至而强合，则伤其骨，其精不出，虽出亦少矣。求嗣者，所贵寡欲清心，以养肝心肾之气也。

十七、女有五至

男妇未交之时，女有五至者：面上赤起，眉麚乍生，心气至也；眼光涩涩，送情斜视，肝气至也；低头不语，鼻中涕出，肺气至也；交颈相偎，其身自动，脾气至也；玉户开张，琼浆浸润，肾气至也。五气俱至，男子方与之合，而行九浅一深之法，则情洽意美，无不成胎矣。

十八、女有五伤

交合之时，女有五伤之候：一者阴户尚闭不开，不可强刺，刺则伤肺；二者女兴已动欲男，男或不从，兴过始交，则伤心，心伤则经不调；三者少阴而遇老阳，玉茎不坚，举而易软，虽入不得摇动，则女伤其目，必至于盲；四者经水未尽，男强逼合，则伤其肾；五者男子饮酒大醉，与女交合，茎物坚硬，久刺不止，女情已过，阳兴不休，则伤腹。五伤之候，安得有子？

十九、女有五候

娇吟低语，心也；合目不开，肝也；咽干气喘，肺也；两足或屈或伸，仰卧如尸，脾也；口鼻气冷，阴户沥出黏滞，肾也。五者快美之极，男子识其情而采之，不独有子，且有补助之益。

二十、迟速异势

阴阳情质，禀有不齐，精固者常迟，精不固者常速。迟者嫌速，则犹饥待食，及咽不能；速者畏迟，则犹醉添杯，欲吐不得。迟速不侔，何以成胎？故以迟遇速，宜出奇由径，勿逞先声；以速遇迟，宜静以自恃，挑而后战，则适逢其会矣。

二十一、强弱殊情

阳强阴弱，则畏如蜂虿，避如戈矛；阳弱阴强，则闻风而靡，望尘而北；强弱相凌，而势不能敌，何以受孕？然扶弱有道，必居仁由义，务得其心。克强固难，非聚精会神，安夺其魄？诚得此法以治之，则强不足畏、弱不足虑矣。

二十二、童稚不孕

方苞方萼，生气未舒；甫童甫笄，天癸未裕。曾见有未实之粒可为种，未足之蚕可为茧乎？强费心力，即曰姑矣。异日其年衰者，其能待乎？是坐失其时而已矣。

二十三、交合避忌

男女交合，古法当避丙丁日及弦晦日、朔望日。然为艰嗣者计，似可不拘，若大风、大雨、大雷、大雾、严寒、酷暑以及天地晦冥、日月薄蚀、虹霓地震之际，此天地之震怒，四时不正之气，犯则损男百倍，令女多病，纵然有子，亦必癫痴、顽愚、喑哑、聋聩、挛跛、盲眇、多病证、短寿、不孝不仁，此其宜避忌者一也。

又日月星光之下，庙宇佛寺之中，井灶圊厕之侧，冢墓户枢之傍，以及沉阴危险之地，皆不可犯，此其宜避忌者二也。夫交合知避，则有福德大智善神降宅胎中，乃令性行和顺，家道日隆，非惟少疾，亦必聪明俊秀而多寿；若不避忌，则愚痴奸诡恶人来宅胎中，乃令性行凶险，家道日消，非惟残疾，亦必飞灾横祸，而天柱祸福之应，验如影响，可不慎欤？

二十四、暗产须防

胎元初成，形如珠露，此其橐籥无依，根荄无地，巩之则固，决之则流。故凡受胎之后，极宜节欲，以防泛溢。而少年纵情，罔知忌惮，往往恃强而不败，或既败而复战。当此之时，主方欲静，客不肯休，无奈狂徒，敲门撞户，顾彼水性热肠，有不启扉而从随流而逝者乎？斯时也，落花与粉蝶齐飞，火枣共交梨并逸，合污同流，已莫知昨日孕而今日堕矣，朔日孕而望日堕矣。随孕随堕，本无形迹。盖明产胎已成形，小产必觉；而暗产胎仍似水直溜，何知？故家多无大产，以小产之多也；娶娼妓者多无子，悉以其子宫滑而惯于小产也。余尝见世之艰嗣者，问其阳事，则曰惯战；问其功夫，则曰尽通；问其意况，则怨叹曰：人皆有子，我独无夫？岂知人之明产而己之暗产耶？此外如受胎三五七月而每有堕者，虽衰弱之妇多有之，然必由纵欲不节，致伤母气而堕者为尤多也。故凡恃强过勇者多无子，以强弱之自相残也；纵肆不节者多不育，以盗伤胎元之气也，岂悉由妇人之罪哉？求嗣者思患而预防之，则庶乎其可矣。

二十五、种子药食宜慎

种子之方，本无定轨，因人而药，各有所宜，寒者宜温，热者宜凉，滑者宜涩，虚者宜补，去其所偏，则阴阳和而生化著，是即种子之奇方也。今人不知此理而但只传方，岂宜于彼者亦宜于此也？且或见一人偶中，而不论己之宜否，而偏听如神，竞相制服，一若张冠李可戴也？况所传种子之方，大抵兴阳壮热之品居多，甚至锻炼金石，及制取毒秽悍劣诸物，炫诡矜奇，但助房中之乐，不顾伤身之祸，求嗣者所宜慎也。

二十六、男子艰嗣病源

疾病之关于胎孕者，男子则在精，女子则在血，无非不足而然。男子之不足，则有精滑、精清、精冷，或临事不坚，或流而不射，或梦遗频数，或便浊淋涩。或好女色以致阴虚，阴虚则腰肾痛惫；或好男风以致阳极，阳极则亢而亡阴；或过于强固，强固则胜败不洽；或素患阴疝，阴疝则肝肾乖离。此外，或以阳衰，阳衰则多寒；或以阴虚，阴虚则多热。是皆男子之病，不得尽诿之妇人也。倘得其源而医治之，则事无不济矣。

第三章 历代名医验方考

唐宋金元时期政治、经济、文化较前有显著发展，不育学术思想更新迭异，对不育的病因病机也有详细的阐述。《三因极一病证方论·求子论》言："凡欲求子，当先察夫妻有无劳伤、痼害之属，依方调治，使内外和平，则妇人乐有子矣。"《济生方·妇人门·求子论治》载："男子真精气不浓，妇女血衰而气旺，是谓夫病妇疹，皆使人无子。治疗之法，女子当养血抑气，以减喜怒，男子益肾生精，以节嗜欲，依方调治，阴阳和平，则妇人乐有于矣。"可见当时医者已从气血、阴阳、虚劳、情志、精液状态等病因病机去论述不育。

第一节 唐代不育方

孙思邈

夫婚姻养育者，人伦之本，王化之基。圣人设教，备论厥旨，后生莫能精晓，临事之日，昏尔若愚，是则徒愿贤己而疾不及人之谬也。斯实不达贤己之趣，而妄徇虚声，以终无用。今具述求子之法以贻后嗣，同志之士或可览焉。

1. 七子散

来源：《备急千金要方·求子第一》。

组成：五味子、钟乳粉、牡荆子、菟丝子、车前子、蒺藜子、石斛、干地黄、薯蓣、杜仲、鹿茸、远志、附子（炮）、蛇床子、川芎、山茱萸、天雄、人参、茯苓、黄芪、牛膝、桂心、苁蓉、巴戟天。

用法：上二十四味，治下筛，酒服方寸匕，日二，不知增至二匕，以知为度，禁如药法。不能酒者，蜜和丸服亦得。一方加覆盆子。

功效：温肾助阳，健脾益气，补益精血。

主治：治丈夫风虚目暗，精气衰少无子，补不足方。

评介：《千金方衍义》有云："此方专为欲勤精薄，阳气不振者设。参、芪、鹿茸，方中君主，精不足者，补之以味也；钟乳、雄、附，方中主帅，形不足者，温之以气也；参、芪温厚，非雄、附不能激之；钟乳慓悍，非鹿茸无以濡之；巴戟、苁蓉、五味、山茱、菟丝、薯蓣、杜仲、牛膝，乃参、芪之匡辅；蒺藜、蛇床、桂心、远志，则雄、附之寮佐；然无阴则阳无以化，地黄、川芎不特化气成形，并化胎息蕴毒，制剂之妙，无以喻之。至于牡荆，专主风虚，车前职司气化，牡荆势纷，石斛监之，车前力薄，茯苓助之，以其襄既济之功，克绍广嗣之绩，允为欲勤精薄之金錍。"

"欲求广嗣，先培根本"，孙思邈认为："凡人无子，当为夫妻俱为五劳七伤，虚羸百病所致，故有绝嗣之殃。"因此方中大量运用五味子、菟丝子、山茱萸、肉桂、肉苁蓉、巴戟天等温热补肾药物，以培其根本，疗其虚损，鼓动肾气，提高生精功能。再用车前子泻肾中之虚火，亦防助阳生热之弊；人参、薯蓣等健脾益气，川芎、熟地黄、牛膝等养血活血，冀气血旺盛，循精血互生之途，益肾精之不足。共奏调和肾之阴阳、填精补髓、益气养血之效。其中五味子、菟丝子、车前子为五子衍宗丸主要成分，有研究表明，其主要用于男女生殖系统疾病，在治疗男性生殖系统疾病方面，具有性激素样效果，能增强精子活力、降低精子畸形率，具有明显的补肾壮阳生精作用，可以有效地治疗不育症。方中黄芪具有促进机体新陈代谢、抗疲劳、增强和调节机体免疫功能的药理作用，现代药理研究表明，黄芪有助于提高男性不育患者精液质量；人参有抗疲劳、促进造血系统功能、增强机体免疫功能和性腺功能，有促性腺激素样作用；蛇床子提取物有雄激素样作用，可增加小鼠前列腺、精囊、肛提肌质量；山药、杜仲可提高机体抗氧化能力，改善精子活力，降低精子 DNA 碎片率。从中药药性与西药药理结合来看，七子散具有温肾助阳、健脾益气、补益精血的作用，是治疗男子肝肾不足、精气衰少之不育症的重要方药之一。现代医家刘静君教授化裁七子散为生精种子汤，结合化验检查，辨精求因，治疗弱精症，亦是每获良效。

2. 庆云散

来源：《备急千金要方·求子第一》。

组成：覆盆子、五味子、天雄、石斛、白术、桑寄生、天门冬、紫石英、菟丝子。

用法：上九味，治下筛。酒服方寸匕，先食，日三服。素不耐冷者，去寄生，加细辛四两；阳气不少而无子者，去石斛，加槟榔十五枚。

功效：温肾壮阳，养血益精，生津和胃。

主治：主丈夫阳气不足，不能施化，施化无成方。

评介:《千金方衍义》有云:庆云者,庆云龙之征兆。其中菟丝子、紫石英温肾壮阳、鼓动肾气;五味子五味皆备,而酸味最浓,补中寓涩,敛肺补肾;覆盆子甘酸微温,固精益肾;桑寄生既可强腰膝又能养血益精;天雄补下焦之元阳,以助益肾之药力,更使肾精易于生发;白术健脾益气,固津气而利腰脐间血;天冬润肺滋肾,能强肾气,石斛养胃生津,以防温燥之药伤津。扶阳施化之功尽矣。现代药理研究显示:菟丝子中的黄酮、多糖、氨基酸等多种成分,对生殖系统具有保护的作用,可以改善和提高睾丸、附睾等生殖器官的功能,能显著提高精子活力,降低氧化应激对精子膜、精子线粒体和顶体结构的损伤。五味子、菟丝子等药合用,具有性激素样效果,能增强精子活力、降低精子畸形率,具有明显的补肾壮阳生精作用。

3. 秦椒丸方

来源:《备急千金要方·求子第一》。

组成:秦椒、天雄、玄参、人参、白蔹、鼠归、白芷、黄芪、桔梗、露蜂房、白僵蚕、桃仁、蛴螬、白薇、细辛、芫荑、牡蒙、沙参、防风、甘草、牡丹皮、牛膝、卷柏、五味子、芍药、桂心、大黄、石斛、白术、柏子仁、茯苓、当归、干姜、泽兰、干地黄、川芎、干漆、白石英、紫石英、附子、钟乳、水蛭、虻虫、麻布叩幞头(烧)。

用法:上四十四味为末,蜜和丸,如梧子大,酒服十丸,日再,稍加至二十丸。若有所去如豆汁鼻涕,此是病出,觉有异即停。

功效:温补肾阳,活血化瘀,清热通淋。

评介:该方药味繁多,配伍复杂。从药物组成来看,可见其借鉴了仲景的桃核承气汤、抵当汤、桂枝茯苓丸、大黄䗪虫丸等活血化瘀方剂；温阳补肾方面有附子理中丸、茯苓四逆汤、天雄散；培土补虚方面有黄芪建中汤、桂枝汤等；同时还包括玉屏风散、八珍汤等其他知名传统方剂。虽然该方药味繁杂，但构思精妙，方剂整体协调。主要成分包括：鼠归、蛴螬、水蛭、虻虫、牡蒙、牡丹皮、牛膝、桔梗、卷柏、大黄、桂心、当归、泽兰、川芎、干漆等药，可起到活血化瘀的作用，这与现代运用活血化瘀方法治疗不孕症的理念一致。其次是玄参、沙参、五味子、芍药、石斛、柏子仁、干地黄、白蔹、白薇、牡蒙、芜荑、白芷、露蜂房、白僵蚕等14味药，起到清湿热、通淋等作用。这说明在《备急千金要方》中，已经认识到炎症也是导致不孕不育的重要因素之一，体现了唐代医学对不孕不育症的深刻认识。同时还使用了天雄、附子、秦椒等来振奋阳气、温补肾阳；紫石英、白石英、钟乳三石一起使用以温肾纳气；人参、黄芪、白术、茯苓、干姜等来补益脾胃后天之本。整方虽然复杂，但构思精巧，方剂整体协调，并且与现代药理相符，具有一定的借鉴价值。

4. 承泽丸

来源：《备急千金要方·求子第一》。

组成：梅核仁、辛夷、葛上亭长、溲疏、藁本、泽兰子。

用法：上六味为末，蜜丸如大豆，先食服二丸，日三。不知稍增。若腹中无坚癖积聚者，去亭长，加通草一两；恶甘者，和药先以苦酒搜散，乃纳少蜜和为丸。

功效：清热利湿，通淋化瘀。

评介：《千金方衍义》云："承泽圆，专破子脏积血。子脏属冲脉，紧附厥阴而主风木。故取梅仁之酸平以泄厥阴风热，则亭长方得振破血之威；辛夷、藁本、溲疏三味，《本经》一治寒热风头脑痛，一主妇人阴中寒肿痛，一止遗溺，利水道。更用泽兰之子统理妇人三十六病，一举而内外风气悉除，胞户积血尽扫。"方剂学认为，溲疏功效为清湿热利小便；葛上亭长别名豆斑蝥，有逐瘀、破积功效，可治疗经闭、癥瘕、积聚、瘘肿；梅核仁作用为清热化湿；辛夷具有祛风、通窍的作用，在方中的作用是"提壶揭盖"，与溲疏、梅核仁的清热通淋相配伍，具有宣肺气、利膀胱气化的效果；藁本，《本经》谓之"主妇人疝瘕，阴中寒，肿痛，腹中急，除风头痛"，可见藁本在方中的作用是治疗阴中寒。该药方以溲疏、梅核仁的清热利湿通淋，葛上亭长、泽兰子的活血祛瘀通经，藁本的散阴中之寒止下腹痛，辛夷的开宣肺气、促进膀胱气化，达到通淋化瘀的效果。目前临床上使用清热利湿治疗不育症的报道亦有不少。

第二节　宋代不育方

一、陈自明

夫有夫妇，则有父子，婚姻之后，必求嗣续。故圣人谓不孝有三，无后为大者，言嗣续之至重也。凡欲求子，当先察夫妇有无劳伤、痼害之属，依方调治，使内外和平，则妇人乐有子矣。

续嗣降生丹

来源：《妇人大全良方·温隐居求嗣保生篇方论第五》。

组成：当归、桂心、龙齿、乌药（真天台者佳）、益智、杜仲、石菖蒲、吴茱萸、茯神、川牛膝、秦艽、细辛、苦桔梗、半夏、防风、白芍药、干姜、附子、川椒、牡蛎。

用法：上为细末，取附子、内朱砂别研为细末，糯米糊为圆，如梧桐子大。每服三十圆至百圆。空心，淡醋、温酒、盐汤皆可下，一日二服。

功效：温精化瘀，涩精止遗。

评介：此方疗男子精寒不固，阳事衰弱，白浊梦泄。及治妇人血虚带下，肌瘦寒热。但是男女诸虚百损，客热盗汗，气短乏力，面无颜色，饮食少味，并皆治之。方中当归、白芍、龙骨滋阴养血；干姜、附子、肉桂扶阳化气；加乌药、益智仁以温肾散寒；杜仲、川牛膝强腰膝，蜂蜜调和诸药，川牛膝又直达病所。全方配伍，共奏补气血，助阳益阴，温肾散寒，活血化瘀，使肾气阴阳平衡，气血充盛，理气活血，冲任调达，寓补中行，补而不滞，养而不腻，疏而不散，破恶血，养新血之效，开阖有度。现代临床应用和现代药理研究为补肾中药的疗效提供了充分的科学依据，其能够调整人体神经内分泌功能，提高巨噬细胞的吞噬能力，增强细胞免疫功能。活血化瘀中药能改善局部微循环，降低全血比黏度和血浆比黏度，增加血流量，改善组织缺氧状态，有利于提高精子质量。

二、钱乙

肝脏病见秋，木旺肝强胜肺也，宜补肺泻肝。轻者肝病退，重者唇白而死。肺病见春，金旺肺胜肝，当泻肺。轻者肺病退，重者目淡青，必发惊。更有赤者，当搐，为肝怯，当目淡青色也。心病见冬，火旺心强胜肾，当补肾治心。轻者病退，重者下窜不语，肾怯虚也。肾病见夏，水胜火，肾胜心也，当治肾。轻者病退，重者悸动当搐也。脾病见四旁，皆仿此治之。顺者易治，逆者难治。脾怯当面目赤黄，五脏相反，随证治之。

六味地黄丸

来源：《小儿药证直诀》。

组成：熟地黄、山茱萸（制）、牡丹皮、山药、茯苓、泽泻。

用法：上为末，炼蜜为丸，如梧子大，空心温水化下三丸（现代用法：蜜丸，每服9g，日2~3次；亦可作汤剂，水煎）。

功效：补肾滋阴益精。

主治：肾之阴精不足证。头晕耳鸣，腰膝酸软，骨蒸潮热，盗汗遗精，消渴，舌红少苔，脉沉细数。

评介：《方剂学》认为，六味地黄丸的主药是熟地黄，具有滋阴补肾、填精益髓的功效；山茱萸则能补养肝肾，收敛精气，体现了肝肾同源的特性；山药补益脾阴，也能固肾，作为辅助药物使用。三味药物的配合，能够补充肾肝脾三脏的阴液，被称为"三补"；但在其中，熟地黄的用量最多，因此仍以补肾为主。泽泻有利于利湿，泻肾浊，同时减少熟地黄的滋腻感；茯苓能渗透脾湿，协助山药运化，与泽泻共同起到泻肾浊、帮助真阴恢复的作用；牡丹皮能清泻虚火，制约山茱萸的温燥之性。三味药物合称为"三泻"，都起到辅助的作用。六味药物的综合使用，包括三补三泻，其中补药的用量大于泻药，以补为主，共同发挥滋阴补肾的功效。

现代研究表明，六味地黄丸具有增强免疫力、抗肿瘤、抗衰老、降血糖和降血脂等作用。实验研究发现，六味地黄丸能显著促进外周血和乳汁中多型核白细胞的杀菌能力，显著提高外周血和乳汁中多型核白细胞的超氧基释放水平。在适当浓度范围内，六味地黄丸对多型核白细胞的免疫功能具有明显的双向调节作用。此外，六味地黄丸还具有良好的抗 DNA 损伤作用，这可能是其延缓衰老的主要机制。六味地黄丸通过降低 iNOS 表达，减少活性氮氧中间产物或活性氮氧终产物的形成，降低脂质过氧化，减少低密度脂蛋白的氧化和动脉粥样硬化的发生和发展。研究还发现，六味地黄丸中的硒含量较高，硒能够阻止引发各种癌症的过氧化酶和自由基生成。通过给小鼠灌胃六味地黄丸，可以对抗环磷酰胺所致的胸腺和脾脏重量减轻，使淋巴细胞转化功能恢复到正常水平；它还可以抑制地塞米松对小鼠腹腔巨噬细胞功能的下降，以及血液中 ANAE/淋巴细胞比率的降低。实验研究表明，六味地黄丸及其补泻组分通过不同途径提高机体的抗衰老能力。

第三节　元代不育方

一、罗天益

盖劳者温之，损者补之，逸者行之，内伤者消导之。今内外八邪，一方治之，有此理乎？《内经》云：调气之方，必别阴阳，内者内治，外者外治。故仲景云：且除其表，又攻其里，言仍似是，其理实违。其是之谓欤！

三才封髓丹

来源：《卫生宝鉴·下焦热》。

组成：熟地黄、人参、天门冬、黄柏、砂仁、甘草。

用法：上六味为末，面糊丸如桐子大，每服五十丸。苁蓉半两切作片子，酒一盏，浸一宿。次日煎三四沸，去渣，空心食前送下。

功效：降心火，益肾水。滋阴养血，润补下燥。

主治：阴虚火旺，相火内扰所致的遗精、腰腿酸痛、精神疲乏等。

评介：三才封髓丹最早见于《卫生宝鉴》，是用于治疗阴虚火旺的经典方剂。方中熟地黄滋阴补肾，并补益肾中的精血；人参大补元气，同时也补脾益肺，有培土生金的寓意；天冬既能入肾滋补肾阴，又能润肺以滋水源，呈现了金水相生的特性；砂仁、黄柏、甘草为封髓丹，具有清下焦、调和肾中的相火湿热，纳气归肾的功效。这些药物的组合可以滋养肾阴，清除相火，固精髓。《医方集解》将该方药物分为天、地、人三个部分来描述，补药也有上、中、下之分；《医法圆通》认为该方具有调和阴阳、交济阴阳的功效，下方可以滋养肾阴、封藏摄纳，中方可以补益脾胃、调和阴阳水火，上方可以滋养肺阴、实现金水相生的效果。整个方剂可以统一治疗肺、脾、肾三脏，上中下三部分相互调和，补泻兼顾。现代药理学研究表明，天冬中含有天冬氨酸等19种氨基酸，具有化痰止咳、降低血糖、抗衰老的作用。地黄可以控制血糖、抗电离辐射、降低尿蛋白、提高免疫力。砂仁的主要成分龙脑、樟脑可以调节胃肠功能，促进消化。

据报道，李素兰应用三才封髓丹进行改良治疗遗精患者32例，总有效率达94%；王琦教授、黄文政教授等也采用三才封髓丹加减治疗肾虚不固、阴虚火炎型的遗精病例，取得了良好效果。孙志兴在三才封髓丹中加入龙骨、牡蛎、远志、五味子，以滋阴降火、调养心肾，治疗了52例阴虚火旺型早泄患者，总有效率为73.1%。黎明黄的临床研究证实，三才封髓丹在改善射精潜伏期和配偶满意度等方面具有确切的疗效。朱文举应用三才封髓丹（汤）加减治疗男性不育症患者112例，平均用药52天后，治愈86例，占76.8%；好转15例，占13.4%；无效11例，占9.2%。总有效率为90.8%。疗效的判断主要依据于治疗前后的精液检查结果和症状改善情况。

二、王怀隐

巴戟丸

来源：《太平圣惠方》。

组成：巴戟、肉苁蓉、石斛、鹿茸、附子、熟干地黄、菟丝子、薯蓣、牛膝、桂心、山茱萸、泽泻、远志、黄芪、人参、槟榔、牡丹皮、木香、淫羊藿、蛇床子、枳壳、白茯苓、覆盆子、续断。

用法：上药为末，炼蜜和捣三百杵，丸如桐子大。每服二十丸，渐加至三十丸，空心，以盐汤下，温酒下亦得。

功效：补火助阳，益精强腰。

主治：治丈夫下焦久积风冷，肾脏虚乏，腰膝酸痛，小便数，阳道衰，不能饮食，面无颜色，筋骨痿弱，起坐无力，膀胱虚冷，脐腹胀急。

评介：本方系由《金匮要略》肾气丸加味而成。与上方相比，改用硫黄、补骨脂，为淫羊藿、续断、覆盆子、牛膝、石斛等补肾益精强腰之品；配伍人参、黄芪补脾益肺，培补元气；用木香、槟榔、枳壳等行气滞，消胀满。其补泻之功均较上方为强，补中寓泻，以泻助补，相辅相成。全方温而不燥，滋而不腻，故"久服驻颜色，养精志"。现代研究表明，巴戟天、肉苁蓉等药物对生殖系统有保护作用，可以改善和提高睾丸、附睾等生殖器官的功能，显著提高精子活力，减少氧化应激对精子膜、精子线粒体和顶体结构的损伤。

第四节 明清不育方

明清时期，经济、政治、文化繁荣昌盛，文人雅士不断涌现，特别是医者的队伍逐渐庞大，正所谓"不为良相，便为良医"。该时期关于不育的思想仍在不断完善，且人们对中药的认识逐渐加深，代表作便是李时珍的《本草纲目》。该书记载了1892种中药，其中介绍了治疗不育的中药，如紫河车、仙茅、何首乌、雀卵、阳起石、鹿角（胶）、菟丝子、五味子、枸杞子等。也有一些服之易损害生育功能的中药，如乌贼鱼、秦皮、黄芩等。且《王氏医存》言："春方药为害最烈，近则杀身，远则绝嗣。"《张氏医通》子嗣一门中说："古方悉用辛热壮火之剂，若施之于气虚精寒之人，固所宜然，设概用于火旺精伤者，得不愈伐其阴乎？窃谓男子之艰于嗣者。"由此可知，当时医者在药石的使用上十分注意，并不提倡使用辛热壮火之剂，从侧面也反映了人们对生殖健康的关注程度已日益提高。《广嗣要方》则说得更明确，提出"寡欲储精则有子"

之说："先儒尝言，寡欲则有子。盖寡欲则不妄交合，积气储精，待时而动，故能有子。"张景岳在《类经》中提出"多饮者子多不育""多欲者子多不育"的观点。可见当时已注重从饮食、节欲保精等方面认识男性不育。

一、张时彻

结胎者，男女精血也。男属阳而象乾，乾道资始；女属阴而象坤，坤道资生。阳主动，故能施与；阴主静，故能承受。夫动静相参，阴阳相会，必有其时，乃成胎孕。

五子衍宗丸

来源：《摄生众妙方·子嗣门》。

组成：甘杞子、菟丝子、辽五味子、覆盆子、车前子。

用法：上各药俱择地道精新者，焙晒干，共为细末，炼蜜丸梧桐子大。每服空心九十丸，上床时五十丸，白沸汤或盐汤送下。冬月用温酒送下。修合日，春取丙丁巳午，夏取戊己辰戌丑未，秋取壬癸亥子，冬取甲乙寅卯。忌师尼、孀寡之人及鸡、犬、六畜见之。

功效：补肾益精。

主治：肾虚精亏所致的阳痿不育、遗精早泄、腰痛、尿后余沥。

评介：此丸填精补髓，滋养肾气，不问下焦虚实寒热，久久服之，自然肾气永固，元阳充足，生子可期，取义衍宗，正蓄育子嗣之意也。方中枸杞子、菟丝子补肾精，壮阳道，助精神；覆盆子养真阴，固精关，起阳痿；五味子补肾水，益肺气，止遗泄；车前子利小便，与上述四子相配，补中寓泻，补而不腻。诸药相配成方，共奏补肾益精之功。现代药理学研究显示，枸杞子具有调节机体免疫功能、抗肿瘤、延缓衰老、保肝、调节血脂和血糖、促进造血功能等药理作用；菟丝子具有增强免疫、保肝、抗衰老、抗炎、壮阳、降压等药理作用，能使交配率增加；五味子具有中枢抑制、保肝、保肾、抗氧化、抗衰老、提高免疫、改善呼吸等作用；覆盆子具有抗衰老、抗病毒、提高免疫、抗菌、抗肿瘤等作用，能提高睾酮水平；车前子具有利尿、祛痰、镇咳、调节胃液分泌等作用。有研究表明，五子衍宗丸主要用于男女生殖系统疾病，在治疗男性生殖系统疾病方面具有性激素样效果，能增强精子活力、降低精子畸形率，具有明显的补肾壮阳生精作用，可以有效治疗不育症。

二、武之望

男女交媾，其所以凝结而成胎者，虽不离乎精血，犹为后天滓质之物，而一点先天真一之灵气萌于情欲之感者，妙合于其间。朱子所谓禀于有生之初，《悟真篇》所谓生身受气初者是也。医之上工因人无子，语男则主于精，语女则主于血，著论立方，男以补肾为要，女以调经为先，而又参之以补气行气之说，察其脉络，究其亏盈，审而治之。夫然后一举可孕，天下之男无不父，女无不母矣。

1. 增损三才丸

来源：《济阴纲目·求子门》。

组成：天门冬（酒浸，去心）、熟地黄（酒蒸）、人参（去芦）、远志（去骨）、五味子、茯苓（酒浸）、鹿角（酥炙）。

用法：上为细末，炼蜜杵千下为丸，如桐子大。每服五十丸，空心好酒下。年老欲补，加混元衣，全个入药。（混元衣者是胎衣，头生二者方佳，用酒浸晒干，细锉为末。）一方加白马茎，酥炙。一方加麦门冬，令人有力。一方加续断以续筋骨。一方加沉香，暖下焦虚冷（此二方系男人药也，借以治妇人之无嗣者，正所谓因病以变方，勿拘方以治病）。

功效：补气温阳，暖肾益精。

主治：主男子无子（女方男治）。

评介：血少精枯，不能滋荣百脉，故阴器无以孕精而有子焉。天冬清心润肺兼能益阴壮水，熟地黄滋补阴血，更能荣养经脉，人参扶元补气，远志通肾交心，茯苓渗湿以清子室，北味收敛以滋津液，鹿角壮督脉以暖胞门也。蜜丸酒下，使血荣经润，则阴器无枯涩之患而天癸如其常度，无不孕精而有子矣。年老加混元衣大补血气，白马茎之扶阳，熟附子之补火，麦冬之润燥，川续断之接续经脉，沉香末之温融下焦，因形定诊，无不头头是道。现代药理学表明，天冬具有抗氧化、延缓衰老的作用，天门冬多糖有清除自由基及抗脂质过氧化活性；熟地黄作为"精血形质中第一品纯厚之药"，可显著提高促红细胞生成素含量，促进体内骨髓造血干细胞、粒单系祖细胞、红系祖细胞的增殖和分化，增强凝血酶原 F_2 水平，提高机体的造血功能；人参有助于提高生殖内分泌睾酮和 LH 水平，提高不育男性的精子质量功效，用于治疗男性不育症；从中西医角度而言，此方针对血少精枯所致之不育，具有良好的治疗效果。

2. 延龄种子仙方

来源：《济阳纲目·种子》。

组成：当归身（酒浸）、川牛膝（酒浸）、生地黄（酒浸）、熟地黄（酒浸）、片芩（酒浸）、麦门冬（去心，米泔水浸）、天门冬（去心，米泔水浸）、山茱萸、知母（盐、酒浸）、黄柏（去皮，蜜水盐酒浸）、辽五味、川芎、山药、龟甲（酥炙）、白芍药（酒浸）、人参。

用法：上制如法，晒干，不犯铁器，为极细末，用白蜜三斤，不见火炼。将竹筒二节凿一窍孔，去穰，入蜜在内，并入清水一小盏和匀，绵纸封固七层，竖立重汤锅内，柴火煮一昼夜，和药数千杵，丸如桐子大，每服百丸，清晨盐汤，晚酒送下，男妇皆然。以服药之日为始，忌房事一个月，愈久愈妙。延龄种子，其效如神。

功效：益肾填精，补血活血。

主治：主男子无子。

评介：方中当归、川芎、白芍、熟地黄为补养气血之底方，熟地黄、山茱萸、山药补肾填精，麦冬清心润肺，天冬补心肾，金水相生，则肾水得充，知母、黄柏、龟甲清肾中虚火且滋肾阴，人参大补元气，固本培元。诸药同用，共奏补肾填精、补血活血之功。

3. 延龄育子方

来源：《济阳纲目·种子》。

组成：天门冬（去心）、麦门冬（去心）、川巴戟（去心）、肉苁蓉（去心）、人参、白术、白茯苓、川牛膝、莲须（金色者）、生地黄（酒洗）、熟地黄、枸杞子、菟丝子、白茯神（去木）、山药（姜汁炒）、山茱萸（去核）、柏子仁、鹿角胶、沙苑蒺藜（炒）、鹿角霜、酸枣仁、远志（去心）、五味子、石斛。

用法：上为细末，炼蜜丸，如桐子大，每服一百丸，早晨盐汤吞下。

功效：补益精气。

主治：主男子无子嗣。

评介：盖男女构精，乃能有孕。然精者五脏之所生，而藏之肾者也。故欲藏精于肾者，必调五脏，五脏盛而精生矣。是方也，人参、五味、天麦门冬补肺药也，茯神、远志、柏仁、枣仁、生地补心药也，白术、茯苓、山药、石斛补脾胃也，熟地、枸杞、菟丝子、巴戟、牛膝、茱萸、蒺藜补肝肾也。鹿角胶，血气之属，用之所以生精。角霜、莲须，收涩之品，用之所以固脱。如是则五脏皆有养而精日生，乃能交媾而孕子矣，百脉齐到矣。

4. 五子衍宗丸

来源：《济阳纲目·种子》。

组成：枸杞子、菟丝子、五味子、覆盆子、车前子。惯遗精者，去车前，加韭子。

用法：上为末，炼蜜丸，如桐子大，每空心九十丸，临卧五十丸，淡盐汤下，冬月温酒下。

功效：填精补髓，疏利肾气，不问下焦虚实寒热，服之自能单补。此药气味专精，功深效大。

评介：方中枸杞子、菟丝子补肾精，壮阳道，助精神；覆盆子养真阴，固精关，起阳痿；五味子补肾水，益肺气，止遗泄；车前子利小便，与上述四子相配，补中寓泻，补而不腻。诸药相配成方，共奏补肾益精之功。现代药理研究发现，枸杞子可促进睾丸生殖细胞正常发育及提高大鼠血清中性激素的水平。菟丝子对精子活力有明显的促进作用，可增加精子的活力指数、运动速度以及毛细血管穿透值。五味子有加强睾丸内的 RNA 和 PAS 合成，改善组织细胞的代谢功能，促使生殖细胞的增生作用。覆盆子水提取液可降低实验大鼠下丘脑 LHRH、垂体 LH、FSH 及性腺 E_2 含量，而提高胸腺 LHRH 和血液 T 水平，提示覆盆子可作用于性腺轴，影响内分泌激素水平。综上，五子衍宗丸能调节下丘脑 - 垂体 - 性腺轴，保护睾丸，促进其生精功能，同时还有抗衰老、增强免疫、降血糖等多种功能；对于当代社会快节奏以及大多数人的需求来说，将药物制成丸剂方便易服，利于保存，同时用蜜制丸，蜂蜜富含还原糖，有效避免易氧化成分变质，作用温和持久。

5. 种子方

来源：《济阳纲目·种子》。

组成：巴戟天（酒浸，去心）、益智仁（盐水炒）、杜仲（去皮，酥炙）、牛膝（去芦，酒洗）、白茯神（去皮木）、干山药（蒸）、菟丝子（酒浸去泥，土炒）、远志（甘草水煮，去心）、蛇床子（去壳）、川续断（酒洗）、山茱萸（酒浸，去核）、当归身（酒洗）、熟地黄（酒蒸）、鹿茸（去毛，酥炙）。

用法：上为细末，炼蜜为丸，如桐子大，每三五十丸，空心酒下，或炒盐汤下亦可，临时亦服。若妇人月候已尽，此是生子期也，一日可服三五次，平时只一次，在外勿服。如精虚，加五味子一两。阳道衰，倍加续断一两五钱。精不固，加牡蛎、龙骨，火煅过七次，盐酒淬，井底浸三日，取起晒干，各一两三钱，更加鹿茸五钱。

功效：补肾填精。

主治：主男子精弱，不能生子。

评介：彭用光曰："男子欲儿，当益荣而补精。且人无子之因，起于父气之不充，岂可尽归咎于母血之不足与虚寒耶。或禀赋薄弱，或房劳太过，以致肾气欠旺，不能直射子宫，宜此温清之剂，古方热药切不可用。"现代药理研究表明，续断及益气活血类中药可增加睾丸对药物的吸收，增加睾丸局部血液供应，促进代谢产物排出，对睾丸及附睾组织起抗氧化保护作用，从而抑制生精细胞的凋亡。另外，针对种子方而言，可以通过调控抗氧化酶活性，提高生精细胞氧化损伤的修复能力，抑制细胞凋亡，恢复支持细胞旁分泌功能等途径，改善睾丸生精微环境，从而促进精子发生发育。

6. 温肾丸

来源：《济阳纲目·种子》。

组成：巴戟天、当归、鹿茸、益智仁、杜仲、生地黄（酒炒）、茯神、山药、菟丝子、远志、蛇床子、续断、山茱萸、熟地黄。

用法：上为末，炼蜜丸如桐子大，每三五十丸，空心温酒下。精虚，加钟乳粉、五味子；阳道衰，倍续断；不固，加龙骨、牡蛎，倍鹿茸；多房事者，倍加蛇床子；痿，倍加远志肉；欲刚，倍鹿茸。

功效：补肾阳，滋肾阴，益精血，安心神。

主治：阴痿精薄而冷。

评介：方中用熟地黄、山茱萸、山药为三补，合以生地黄、当归，精血互生互化；巴戟天、鹿茸、益智仁、菟丝子、蛇床子温补肾阳，阴阳皆补；茯神、远志养心安神、交通心肾；杜仲、续断强腰膝、补肝肾，可使精冷者体强而精自温足。已有研究证实温肾丸能够显著提升少弱精子症患者血清睾酮水平，其发挥作用的机制不在于调节下丘脑-垂体-睾丸轴，而是直接促进睾酮的分泌，进而对精液质量的提高起作用，达到治疗的目的。另外，温肾丸还可以提高人体体质，改善体弱多病等免疫功能低下的表现。

7. 玄牝太极丸

来源：《济阳纲目·种子》。

组成：苍术（用盐水、酒、醋、米泔各浸炒一两，补脾）、当归、熟地黄（补血）、川芎、胡芦巴（益气）、芍药、磁石（补阳）、黄柏（盐水炒）、知母（盐水炒，治相火）、巴戟天（佐肾）、五味子（祛痰，收肺气）、白术（补脾）、破故纸（补肾）、枸杞子（补肝）、小茴香（治小肠气）、白茯苓（盐酒蒸，补心）、木瓜（用牛膝水浸）、杜仲、苁蓉、没药（治肾损，益心血）、阳起石（用黄芩水浸，装入羊角内，以泥封固，火煅青烟起用出。以指研对日不坠为度，如坠复煅）。

用法：上为末，择壬子、庚申旺日，用鸡子六十个，打开一孔，去内拭干，以末入内，用纸糊住，令鸡抱子出为度，取药炼蜜为丸，如桐子大，每服八十一丸，空心盐汤下。

功效：久服神清气爽，长颜色，温骨髓，倍进饮食，调和脏腑，精浓能施，生子有效。

评介：当归、熟地黄补血；胡芦巴、磁石益阳气；黄柏、知母治相火；五味子祛痰收肺气；巴戟天佐肾；苍术、白术补脾；枸杞子补肝；补骨脂补肾；小茴香治小肠气；白茯苓补心；木瓜、杜仲、肉苁蓉、没药治肾损、益心血。

8. 金锁思仙丹

来源：《济阳纲目·种子》。

组成：莲蕊、莲子、芡实（各等分）。

用法：上为末，金樱膏丸如梧子大，每三十丸，空心盐汤下，一月见效。即不走泻，候女人月信住，取车前子，水煎服之，一交即孕。久服精神完固，能成地仙。平时忌葵菜、车前子。

功效：补肾涩精，养心安神。

主治：男子嗜欲过多，精气不固。

评介：莲蕊、莲子可益肾涩精，养心安神；芡实、金樱子补肾而涩精；用盐汤下，时间日久，使精足而强固，故易成孕。

9. 千金种子方（一名芡实丸）

来源：《济阳纲目·种子》。

组成：沙苑蒺藜（微炒）、莲花蕊（金色者佳）、山茱萸（去核）、覆盆子（去蒂心，微炒）、芡实（去壳）、龙骨（五花者佳，入砂罐内煅红，淬童便凡七次，挂井底出火毒，或埋地中半月亦可，一方无此味）。

用法：上各为细末，炼蜜丸如桐子大，每服六七十丸，空心盐汤或莲肉煎汤下，须忌房事三十日，愈久愈妙。如觉精气太秘，将交感之日，其早先以车前子一合煎汤服之。此方不问阴虚阳虚，皆可通用。

功效：益肾固精，涩精止遗。

主治：治梦泻及阳虚未交先泻者神效，久服令人多子。

评介：方中用莲蕊、茱萸、芡实、龙骨涩精止遗，然全为固摄，恐精气不舒，予蒺藜畅达肾中精气，补而不滞，又配以车前子利水道而实精道，使全方起以补为主、通补并用之功。

10. 种子大补丸

来源：《济阳纲目·种子》。

组成：人参、麦门冬、生地黄（酒炒）、熟地黄（砂仁炒）、巴戟天、杜仲、沙苑蒺藜、天门冬、枸杞子、黄柏、白茯神、白茯苓、白术、白芍药（各四两）、牛膝、当归、黑桑椹、芡实、圆眼肉、鹿角胶。

用法：上为末，用雄鹿血和炼蜜为丸，如桐子大，每服五十丸，空心温酒、盐汤任下。

功效：温肾助阳，补精填髓。

主治：肾虚精亏之不育。

评介：本方治证为肾阳亏虚之不育症。方中杜仲、巴戟天、沙苑蒺藜温肾助阳，浓精补髓；生地黄、熟地黄、枸杞子、黑桑椹、牛膝补肝肾之阴，益血补精；麦冬、天冬补肺阴，益金生水；人参、茯苓、白术补气健脾，利湿调中，调养后天之本，使气血渐充；当归、白芍、龙眼肉、鹿角胶能补血生精，并能柔肝阴，养心神，温通血脉；黄柏除相火，利下焦湿浊，坚肾精；芡实益肾固精。

11. 十子丸

来源：《济阳纲目·种子》。

组成：槐子（蒸七次）、覆盆子、枸杞子、桑椹、冬青（二味共蒸）、没石子、菟丝子、蛇床子、五味子、柏子仁。

用法：上为末，炼蜜丸如桐子大，每服五十丸，空心盐汤下，以干物压之。如女血不足，去柏子，加香附、川芎、当归、生地黄、熟地黄。如酒色过度，不能生育，加鹿角霜、巴戟、山茱萸、生地黄、枳壳、黄柏、何首乌。

功效：填精补髓，调和阴阳。

主治：五劳七伤，心神恍惚，梦遗鬼交，及五痔七疝等证。

评介：本方主要由各种植物的成熟果实组成，取种子结果之意。本方由五子衍宗丸化裁而来，其中覆盆子益肾固精；枸杞子补肝肾，益精气；桑椹滋阴补血，益肾脏而固精；三药为方中君药。槐角子、冬青子助君药滋补肝肾之阴，益肾填精，为方中臣药。菟丝子味甘性温，补肾固精，疗肾虚之阳痿腰痛；柏子仁味甘，归心肾经，疗心肾不交之少寐、遗精；蛇床子温肾壮阳与诸滋阴药相互滋生，阴阳互助；五味子、没石子补肾涩精；以上各药助君臣补肾填精之功，共为佐使。已有研究表明，十子丸既可增加睾丸的生精功能，又可提高精液中精子活力、改善精子功能，同时还可改善临床症状，尤其是治疗男性迟发性性腺功能减退症安全有效，值得推广。

12. 聚精丸

来源：《济阳纲目·种子》。

组成：鱼鳔（切细，面炒成珠，再加酥油炒黄色）、当归（酒浸）、沙苑蒺藜（炒黄色）。

用法：上为细末，炼蜜为丸，如桐子大，每服五十丸，空心温酒，或盐汤下，忌鱼腥。

功效：补益肝肾，涩精止遗。

评介：《医略六书》云："鳔胶膏液之属，大滋肾脏脂膏，而脏腑咸受；其益沙蒺秘涩之属，大封精气蛰藏，而诸窍无不秘密矣。炼蜜以润之，使肾脏内充则精气自固，而蓄泄有权，精滑有不止者乎，此聚精摄液之剂，洵为肾虚封藏不固之专方。"在古代一书中，对"聚精丸"有所记载："沙苑蒺藜为固摄之品，大封精气之蛰藏，炼蜜为丸以润之，使肾脏中精气充足，而储备有权，藏泻有司。"沙苑子性温味甘，入肝、肾经，功能补肝、益肾、明目、固精，《本草纲目》说它"补肾，治腰痛泄精，虚乏劳损"。鱼胶又称鱼鳔，广州俗称鱼肚，性平味甘，入肾经，功能补肾益精，滋养筋脉，治肾虚滑精。《本经逢原》曾记载"鳔胶合沙苑蒺藜名聚精丸，为固精要药"，广东民间"沙苑子鱼胶汤"这汤水就是由此演绎而来的。合以当归、蒺藜，补血通气，通补并用，共奏补益肝肾，涩精止遗之功。杨朝旭的研究证实冬虫夏草联合聚精丸治疗男性不育症，改善 PR%、正常形态精子百分率、精子 DNA 碎片率效果显著，证实了冬虫夏草联合聚精丸可用于治疗男性不育症。

13. 真精妙合丸

来源：《济阳纲目·种子》。

组成：紫河车（用男子初胎者佳，米泔水洗净，用竹刀挑去筋内紫血，以老酒洗过入瓶，重汤煮一日，捣烂如泥）、秋石（择童男女洁净无体气者，与以精洁饮食及盐汤，忌葱韭肉茶等，取便，熬成秋石）、人乳干（取壮实妇人初胎香浓乳汁，置大瓷盘内，烈日中速晒干）、红铅（择女子洁净无体气者，候天癸初至，以铅打船样合阴户上，随到随取，中有痒结如粟米珠子，或三或五，或七颗者，名曰枚子，尤妙。然北方女子多有，南方未易得，既取以澄过茯苓末收之）。

用法：上为末，同河车和匀，炼蜜为丸如桐子大，每服一二十丸，空心白沸汤下。

功效：滋阴壮阳，补虚培元。

主治：治虚弱，阴阳俱耗者，男女并可服。

评介：紫河车补气、养血、益精，治虚损、羸瘦、劳热骨蒸、咳喘、咯血、盗汗、遗精、阳痿、妇女血气不足、不孕或乳少。《本草蒙筌》言其："疗诸虚白损，痨瘵传尸，治五劳七伤，骨蒸潮热，喉咳音哑，体瘦发枯，吐衄来红。"胎盘在生理上能产生绒毛膜促性腺激素，对卵巢作用很小，但对睾丸则有兴奋作用。此外，胎盘也能产生雌激素及孕激素，因而具有这些激素的药理作用。

粟米具有和中、益肾、除热、解毒的功效，治脾胃虚热、反胃呕吐、消渴、泄泻等。陈粟米善止痢，解烦闷。《滇南本草》言："主滋阴，养肾气，健脾胃，暖中。治反胃，小儿肝虫，或霍乱吐泻，肚疼变痢疾，或水泻不止。"此以人补人之法，非草木之滋味可比。服一服，胜他药百服。苟能无间，可以长生，岂但生子而已。

14. 加味六子丸

来源：《济阳纲目·种子》。

组成：菟丝子（酒浸）、杜仲（麸炒去丝）、覆盆子、肉苁蓉、车前子（洗）、白蒺藜子（炒，去刺）、破故纸、麦门冬（去心）、川牛膝、山茱萸（去核）、牡蛎（盐泥同煅过）、黄芪（盐水浸）、熟地黄（忌铁铜）、五味子、大甘草，夏月加黄柏二两，冬月加干姜五钱。

用法：上为细末，捣饭丸如桐子大，每服五七十丸，空心盐汤，午间临卧，用酒送下。

功效：补肝肾，涩精气。

主治：男子阳痿，及妇人久不孕者均宜。

评介：此方不寒不热，可以常服。方中五味子、山茱萸、覆盆子具有补肝肾、涩精气之功效，《神农本草经》记载五味子："主益气，咳逆上气，劳伤羸瘦，补不足，强阴，益男子精。"西医学研究认为，五味子能加强睾丸和卵巢内的 RNA 和 PAS 合成，改善组织细胞的代谢功能，促使生殖细胞的增生及促进卵巢的排卵作用。菟丝子、杜仲、肉苁蓉共奏补肝肾、益精髓之效；牛膝引药下行，《药性论》谓牛膝："治阴痿，补肾填精，逐恶血流结，助十二经脉。"方中诸药同煎，共奏补肝肾、摄精血之功效。

15. 神仙附益丹

来源：《济阴纲目·求子门》。

组成：香附米一斤，用童便浸透，取出，水洗净，露一宿，晒干，再浸，再露，再晒，如此二次。用好醋浸透过宿，晒干为末。用益母草十二两，东流水洗净，烘干为末。

用法：再用香附四两，北艾一两，煮汁三分，醋七分，将前二味和合为丸，如梧桐子大。每服五七十丸，空心临卧淡醋汤送下。

功效：疏肝解郁，理气活血，祛瘀散寒。

主治：主男子不育无子（女方男治）。

评介：香附辛、微苦、微甘，平，归肝、脾、三焦经，疏肝解郁，理气宽中，调经止痛；益母草苦、辛，微寒，归肝、心包、膀胱经，活血调经，利尿消肿，清热解毒。《医略六书》曰：血凝于络，气滞于经，故无癸不调，不能媾精而孕子焉。香附理血中之气，力能解郁调经；益母草调冲任之血，性善生新去宿。艾汤以丸之，温酒以行之，使子宫温暖，则血活气行而经脉融和，天癸如度，岂有不孕之妇乎？

16. 加味地黄丸

来源：《济阴纲目·求子门》。

组成：熟地黄、山茱萸、山药、白茯苓、牡丹皮、泽泻、香附子（童便炒）、蕲艾（醋煮）。

用法：上为末，炼蜜丸如桐子大，每服七八十丸，滚汤下。

功效：滋阴补肾。

主治：治男子不育。

评介：此为补阴之主方，补五脏之阴以纳于肾也。脏阴亏损，以熟地大滋肾阴，壮水之主以为君。用山萸肉之色赤入心，味酸入肝者，从左以纳于肾。山药之色白入肺，味甘入脾者，从右以纳于肾。又用三味通腑者，恐腑气不宣，则气郁生热，以致消烁脏阴，故以泽泻清膀胱，而后肾精不为相火所摇；又以丹皮清血分中热，则主血之心，藏血之肝，俱不为火所烁矣；又以茯苓清气分之热，则饮食之精，由脾输肺以下降者，亦不为火所烁矣。夫然后四脏之真阴无所耗损，得以摄纳精液，归入肾脏，肾受诸脏之精液而藏之矣。从来囫囵看过，未识此方之元妙，至于此极。今将萸肉、山药二味分看，一入心肝，一入肺脾，既极分明，而气味又融洽。将熟地、萸肉、山药三味总看，既能五脏兼入，不致偏倚，又能将诸脏之气尽行纳入肾脏，以为统摄脏阴之主，而不致两歧。至泽泻、茯苓、丹皮与三补对看，其配合之妙，亦与三补同法。制方妙义，周备若此，非臻于神化者，其孰能之？唯其兼补五脏。故久服无虞偏胜，而为万世不易之祖方也。于此方中加入香附、蕲艾，则为生育之方矣。

17. 百子建中丸

来源：《济阴纲目·求子门》。

组成：当归（酒洗）、南川芎、白芍药（酒炒）、熟地黄（姜汁浸，焙）、真阿胶（蛤粉炒成珠）、蕲艾叶（醋煮）、香附子（醋浸，炒干）。

用法：上为细末，炼蜜丸如桐子大。每服八十丸，空心白沸汤点醋少许下，内寒者温酒下。

功效：滋阴补血，益气温中。

主治：男子服此药，有余不足诸证，悉皆治之（女方男治）。

评介：方中砂仁温中理气安胎；艾叶温经止血，调经安胎；白术补气健脾，安胎；杜仲补肝肾，强筋骨，安胎；砂仁、艾叶、白术、杜仲均具有补中安胎之功效；香附、白芍疏肝，理气宽中，养血调经；阿胶补血，止血，滋阴润燥；五味子收敛固涩，益气生津，补肾宁心。其中以四物汤养血调经，合以阿胶、艾叶温中滋阴，缓缓补之，日久天长，自然见功。

18. 大五补丸

来源：《济阴纲目·求子门》。

组成：天门冬（去心）、麦门冬（去心）、石菖蒲、茯苓、人参、益智仁、枸杞子、地骨皮、远志肉、熟地黄（各等分）。

用法：上为细末，炼蜜丸如桐子大，每服三十丸，空心酒下。服本方数服后，以七宣丸泄之。

功效：滋阴养血安神。

主治：瘦人不育，乃精血亏少，宜润。

评介：方中人参补中益气；熟地黄滋阴养血；远志、茯神养血安神；天冬、麦冬养阴生津；枸杞子、益智仁入肾，补肾生精；地骨皮与诸药相伍，清退虚热；石菖蒲开窍醒神；诸药相伍，以滋阴养血安神为主。瘦人阴血少而多火。故本方主要适用于瘦人阴血亏损、心神不宁之症。《济阴纲目》云："大五补丸，瘦人无孕。乃无血摄精，宜润。"

19. 调生丸（一名诜诜丸）

来源：《济阴纲目·求子门》。

组成：泽兰叶、当归（洗，焙）、熟地黄（洗，焙）、川芎、白芍药、牡丹皮、延胡索、石斛（酒浸）、白术、干姜（炮）、肉桂（去皮）。

用法：上为末，醋糊丸如桐子大，每服五十丸，空心酒下。

功效：补益肝肾，温肾散寒，益胃温中。

主治：肾中精寒。

评介：本方以四物汤养血调血；人参、石斛扶阳滋阴；牡丹皮、白薇凉血濡阴；延胡索、泽兰行血化滞；集补血、益气养阴、活血化瘀之功于一体，用于肝肾气血不足。干姜、肉桂温肾散寒，去旧生新，温中益胃，亦温和之正方也。

20. 壬子丸

来源：《济阴纲目·求子门》。

组成：吴茱萸、白及、白茯苓、白蔹、人参、桂心、没药、乳香、川牛膝、厚朴、当归、石菖蒲、白附子（炮，去皮）。

用法：上为细末，炼蜜丸如桐子大，每服三四十丸，温酒或盐汤下，日进三服。用壬子日，鸡犬不闻之处修合。有孕毋服，无夫妇人不可服（以水旺之日，而和温热之药，其意欲求既济之法也。

而白及、白蔹之用何居。）

功效：暖肾助阳，滋阴补气。

评介：本方有暖肾助阳、滋阴补气之功效。适用于肾阳不足引起的阳痿遗精、肾寒精冷、遗尿白浊、腰腹疼痛、目暗耳鸣、四肢无力、体倦神疲。方中附子、肉桂、吴茱萸温肾助阳，散寒止痛；当归、怀牛膝补益肝肾；茯苓、石菖蒲健脾益胃以助后天之本；乳香、没药、白蔹、白及以止痛；厚朴行气使之补而不滞。此方治房欲过度，肾寒精冷，腰腹疼痛，体倦神疲，实乃妙方。

21. 经验育胎丸

来源：《济阴纲目·求子门》。

组成：当归（酒浸）、熟地黄（酒蒸）、白术、香附、砂仁、芍药（酒炒）、川芎、川续断、陈皮、黄芩（酒炒）。

用法：上为细末，糯米糊丸如桐子大，每服七八十丸，空心淡醋汤下，酒亦可，以干物压之。

功效：益气养血，补肾健脾。

主治：治男子久无子嗣。

评介：方中以四物汤为基础补气养血；白术、砂仁益气健脾；续断补肾强骨；香附合陈皮行气以调气机，气血足而通，故可有子。

22. 南岳魏夫人济阴丹

来源：《济阴纲目·求子门》。

组成：秦艽、人参、藁本、石斛、甘草、蚕布（烧灰）、桔梗、京墨（煅，醋淬）、木香、桃仁（去皮尖，炒）、糯米（炒）、川芎、当归、肉桂、干姜（炮）、细辛、牡丹皮、茯苓、熟地黄（酒蒸）、香附子（炒）、泽兰叶、川椒（炒，去目）、山药、苍术（米泔浸）、大豆黄卷（炒）。

用法：上为末，炼蜜为剂，每两作六丸，每服一丸，细嚼，空心温醋、酒、汤任下，或以醋调糊丸，如桐子大，每服五十丸亦可。

功效：补气活血，祛瘀散湿，温中养阴。

主治：治男子脐下冷痛，小便白浊，肾虚精冷。亦治男子亡血诸疾。

评介：此方药品虽多，自成一局，补气而不用芪、术，补血而不用白芍；行血而用牡丹皮、泽兰、黄卷，行气而有木香、香附、苍术、川椒；止血有蚕布、京墨，破血有桃仁、牡丹皮；温暖则肉桂、干姜、细辛；引经则藁本、石斛；糯米和胃而养阴；秦艽行经而散湿，补而不滞，温而不燥。若再以热易凉，以燥易平，即凉行之法也。

三、张景岳

至若五运之分，各职其一，惟于火字独言君相，而他则不及者，何也？盖两间生气，总曰元气，元气惟阳为主，阳气惟火而已。第火之为用，其道最微，请以火象证之。如轻清而光焰于上者，火之明也；重实而温蓄于下者，火之位也。明即位之神，无明则神用无由以著；位即明之本，无位则光焰何从以生？故君火之变化于无穷，总赖此相火之栽根于有地，虽分之则一而二，而总之则二而一者也。

1. 毓麟珠

来源：《景岳全书·新方八阵》。

组成：人参、白术（土炒）、茯苓、芍药（酒炒）、川芎、炙甘草、当归、熟地黄（蒸捣）、菟丝子（制）、杜仲（酒炒）、鹿角霜、川椒。

用法：上为末，炼蜜丸，弹子大。每空心嚼服一二丸，用酒或白汤送下，或为小丸吞服亦可。如男子制服，宜加枸杞子、胡桃肉、鹿角胶、山药、山茱萸、巴戟肉各二两。如女人经迟腹痛，宜加酒炒破故、肉桂各一两，甚者再加吴茱萸五钱，汤泡一宿炒用。如带多，腹痛，加破故一两，北五味子五钱，或加龙骨一两，醋煅用。如子宫寒甚，或泄或痛，加制附子、炮干姜随宜。如多郁怒，气有不顺，而为胀为滞者，宜加酒炒香附二两，或甚者再加沉香五钱。如血热多火，经早内热者，加川续断、地骨皮各二两，或另以汤剂暂清其火，而后服此，或以汤引酌宜送下亦可。

功效：补益气血，温补肝肾。

主治：气血俱虚，肝肾不足所致的肾虚精少等男性不育症，症见腰膝酸软，少腹冷感，性欲减退，小便清长，舌淡苔白，脉沉细等（女方男治）。

评介：毓麟珠原方由八珍汤加菟丝子、杜仲、鹿角霜、川椒组成。方中四物汤（熟地黄、当归、白芍、川芎）养血活血，调补结合，养血而不滞血，行血而不伤血；四君子汤（人参、白术、茯苓、甘草）益气健脾。该方温而不燥，补而不峻。鹿角胶温补肝肾，益精养血；菟丝子守而能走，平补肾阴肾阳；杜仲补肾，虽温而不助火；川椒入脾胃肾经，补命门而壮阳；全方温补先天肾气以化肾精，培补后天脾气以化气血，致精足血充，任通充盛，月事调达，胎孕乃成。

现代药理学研究发现，毓麟珠方中的四君子汤不仅能对胃肠起积极作用，还能提高细胞免疫能力、促进机体新陈代谢。四物汤可纠正贫血、调节免疫，且对子宫具有良性双向调节作用。当归和川芎这两种活血化瘀药物可以抗凝血、促纤溶，改善盆腔微循环，增加卵巢血供，促使卵泡发育成熟排卵并促进黄体发育。此外，补肾中药能通过调节内分泌发挥作用，调节下丘脑-垂体-卵巢轴。菟丝子和杜仲能增加子宫内膜雌激素受体的活性，增加子宫卵巢血液供应，促进新陈代谢，提高子宫局部雌激素水平，促进排卵和受孕。鹿角胶具有抗炎、补血活血和壮阳等作用。川椒不仅增强免疫、抗菌消炎，还能增强体内抗氧化能力，调节机体自由基代谢。由此可见，毓麟珠方可通过调节生殖内分泌、改善免疫、促进子宫卵巢血液循环、改善卵泡发育排卵、健全黄体、改善子宫内膜容受等途径治疗不孕症。

2. 赞育丹

来源：《景岳全书·新方八阵》。

组成：熟地黄（蒸捣）、白术（用冬术）、当归、枸杞子、杜仲（酒炒）、仙茅（酒蒸一日）、巴戟肉（甘草汤炒）、山茱萸、淫羊藿（羊脂拌炒）、肉苁蓉（酒洗去甲）、韭菜子（炒黄）、蛇床子（微炒）、附子（制）、肉桂（各二两）。

用法：上炼蜜丸服，或加人参、鹿茸亦妙。

功效：温补肾阳、填精补血。

主治：阳痿精衰，虚寒无子等证。

方解：本方集附子、肉桂、杜仲、仙茅、巴戟天、淫羊藿、肉苁蓉、韭菜子、蛇床子等大队辛热温肾壮阳之品，以温壮元阳，补益命火；配以熟地黄、当归、枸杞子、山茱萸等填精补血，阴中求阳，制阳药之温燥；又有白术益气健脾，先后天并补，诸药配伍，共成温补肾阳、填精补血之功。

评介：本方具有补肾壮阳、养血生精之功，治疗命门火衰，精气虚冷，阳痿精衰，不能生育者。阳痿的证候，张景岳认为"火衰者十居七八"，治疗方法是从补肾壮阳立法。方中附子、肉桂峻补下焦元阳；肉苁蓉、巴戟天、淫羊藿、蛇床子、仙茅、杜仲补肾壮阳；韭菜子、山茱萸温肾固精。以上十味均为补肾壮阳之品，今集于一方，其补肾壮阳作用较为强大。阴阳互根，补肾宜于温润，故配以熟地黄、当归、枸杞子补阴益精。阳明（胃）总宗筋之会，虚者宗筋弛纵，治惟通补阳明，重用一味白术以健运脾胃，运化精微，使肾精得到补充，宗筋弛缓自会好转，此实寓脾肾并治之意。诸药合用，对命门火衰，虚寒无子之证确有赞助生育之功，故名赞育丹。现代研究发现赞育丹可增加睾丸生精障碍型不育大鼠精子数量，增加睾丸附睾重量，提高前列腺和精囊指数，提高性激素水平，使受损的睾丸组织明显改善。

四、吴崑

上医治未病，方无尚也，垂经论焉。经论，医之奥也。中医治已病，于是乎始有方。方，医之粗也，非其得已，视斯民之疾苦，故因病以立方耳。季世人，知医尚矣。习方，其简也。穷经，其烦也。乃率以方授受，而求经论者无之，舍斯道之奥，宝斯道之粗，安望其术之神良也。

1. 长春广嗣丹
来源：《医方考·广嗣门》。

组成：人参（去芦）、天门冬（去心）、当归（酒洗）、泽泻（去毛）、山茱萸（去核）、石菖蒲（炒）、赤石脂、五味子（去梗）、覆盆子（去萼）、白茯苓、车前子、广木香、柏子仁、山药（姜汁炒）、川巴戟（去心）、川椒（去目与梗及闭口者，炒出汗）、川牛膝（去芦，酒洗）、生地黄、熟地黄、地骨皮（去木与土）、杜仲、远志（去芦，甘草汤泡，去心）、肉苁蓉（酒洗，去心膜，晒干）、枸杞子、菟丝子（酒洗，去土，仍用酒蒸，捣饼晒干）。

用法：上药二十五味，炼蜜作丸，梧子大，每服三十丸，日三。

功效：补肺养心，健脾和胃，补益肝肾，调和脏腑。

主治：男妇艰嗣者，此方主之。

评介：二五之精，妙合而凝，然后成形孕育，故求嗣者，宜实其精。世人益精，专于补肾，此求其末也。经曰：肾者主水，受五脏六腑之精而藏之，故五脏盛乃能泻。如斯言之，则肾主藏精耳，而生精之原，固本于五脏六腑也。是方也，人参、天门冬、五味子，用之补肺。石菖蒲、柏子仁、当归、远志，用之养心。白茯苓、怀山药，用之养脾。山茱萸、熟地黄、覆盆、杜仲、牛膝、巴戟天、苁蓉、枸杞、菟丝，用之补肝肾，所以然者，肝肾同一治也。乃车前、泽泻，利其灼阴之邪。生地、骨皮，平其五脏之火。石脂之涩，所以固精。木香之窜，所以利六腑。川椒之辛，所以散湿痹也。此则兼五脏六腑而调之，五脏之精实，六腑之气和，夫然后可以媾精而宜子矣。非得《内经》之旨者，不能识此。

2. 延龄育子方

来源：《医方考·广嗣门》。

组成：天门冬（去心）、麦门冬（去心）、川巴戟（去心）、人参、白术、白茯苓、川牛膝、生地黄、熟地黄、肉苁蓉（去心）、枸杞子、菟丝子（去心）、莲须、白茯神、山药（姜汁炒）、山茱萸（去核）、沙苑蒺藜（炒）、柏子仁、鹿角胶、鹿角霜、酸枣仁、远志、五味子、石斛。

用法：上药共为末，蜜丸梧子大。早晨盐汤吞下百丸。

功效：补益精气。

评介：男女媾精，乃能有孕。然精者，五脏之所生，而藏之肾者也，故欲藏精于肾者，必调五脏，五脏盛而精生矣。是方也，人参、五味、天麦门冬，补肺药也。茯神、远志、柏仁、枣仁、生地，补心药也。白术、茯苓、山药、石斛，补脾胃也。熟地、枸杞、菟丝子、巴戟、牛膝、茱萸、苁蓉、沙苑蒺藜，补肝肾也。鹿角胶，血气之属，用之所以生精。角霜、莲须，收涩之品，用之所以固脱。如是则五脏皆有养而精日生，乃能交媾而宜子矣。

五、缪希雍

胃气弱则不能纳，脾阴亏则不能消，世人徒知香燥温补为治脾虚之法，而不知甘凉滋润益阴之有益于脾也。

1. 补肾健脾益气方

来源：《先醒斋医学广笔记·虚弱》。

组成：白茯苓、枸杞子、生地黄、麦门冬、人参、陈皮、白术。

用法：河水二盅，煎八分。每日1剂，水煎服（加300mL水煎至240mL）。

功效：补肾种子，健脾益气。

主治：久患腰痛。

原文应用：朱鹤山老年久患腰痛，日服一剂，强健再生子，八十未艾。

评介：方中白茯苓、白术健脾益气；人参大补元气；枸杞子补肾；生地黄、麦冬滋阴养血；辅以陈皮，使补而不滞，共奏补肾健脾益气之功。现代研究发现，人参能促进动物的性腺功能，枸杞子通过抗氧化，调节下丘脑 – 垂体 – 性腺轴，以及调控细胞凋亡途径，来调节生殖系统的发育、生精细胞凋亡等。

2. 天王补心丹

来源：《先醒斋医学广笔记·虚弱》。

组成：人参、山药、麦门冬（去心）、当归身（酒洗）、生地黄、天门冬（去心）、丹参（去黄皮）、百部（去芦土）、白茯神（去粗皮）、石菖蒲（去毛）、柏子仁（去油者佳）、甘草（长流水润炙）、北五味子（去枯者）、杜仲、远志、白茯苓。

用法：净末，炼蜜丸如弹，重一钱，朱砂研极细为衣。食远临卧时嚼化，后饮灯心汤一小杯。

功效：宁心保神，益气固精，壮力强志。

评介：此方治思虑过度、心血不足而成健忘、怔忡等证。夫心为离火，中含真水，凡诵读吟咏，思虑过度，伤其离中之阴者，则必以真水相济之。故以生地黄、天门冬、麦门冬壮肾水，二冬以滋水之上源；当归、丹参虽能入心补血，毕竟是行走之品，必得人参之大力驾驭其间，方有阳生阴长之妙；白茯苓、白茯神、远志、石菖蒲泄心热而宁心神，祛痰化湿，清宫除道，使补药得力；但思虑过度，则心气为之郁结，故以柏子仁之芳香润泽者，入心以舒其神，畅其膈；杜仲、山药补益脾肾，百部润肺下气，五味子收其耗散之气，衣以朱砂，取其重以镇虚逆，寒以降浮阳，且其色赤属离，内含阴汞，与人心同气相求、同类相从之物也。

3. 梦遗封髓丹、大封髓丹

来源：《先醒斋医学广笔记·虚弱》。

组成：黄柏（去皮蜜炙）、砂仁、甘草，山药糊为丸，加远志肉、猪苓、白茯苓、莲须、山茱萸、北五味子。

功效：遗精止泻。

用法：蜜丸，每服三钱。

评介：黄柏味苦入心，禀天冬寒水之气而入肾；甘草调和上下，又能伏火，真火伏藏；黄柏之苦合甘草之甘，苦甘能化阴；砂仁之辛合甘草之甘，辛甘能化阳，阴阳化合，交会中宫，则水火既济，心肾相交；白茯苓、远志宁心开窍化痰；猪苓利水泻肾浊；莲子须清心火兼涩精；山茱萸、五味子益肾固精，使精不外泄，诸药合用，以疗遗精。

4. 种子方

来源：《先醒斋医学广笔记·虚弱》。

组成：沙苑蒺藜、川续断（酒蒸）、菟丝子、山茱萸、芡实粉、莲须、覆盆子、甘枸杞子。

用法：前末，以蒺藜膏同炼蜜和丸如梧子大，每服四五钱，空腹盐汤下。有火者宜服此，兼治梦遗。

功效：补益肝肾，涩精止遗。

主治：无子，梦遗。

评介：方用沙苑子、菟丝子、山茱萸、芡实、覆盆子补肾助阳，固精缩尿；莲须清心火，兼有涩精作用；枸杞子滋补肝肾之精血；续断补肾壮阳；蒺藜疏肝解郁活血，通一身阳气；咸入肾，盐汤服下，加强补肾之功效。

5. 种子奇方

来源：《先醒斋医学广笔记·虚弱》。

组成：柏子仁（去油者，好酒浸一宿，砂锅上蒸，捣烂如泥）、鲜鹿茸（火燎去毛净，酥炙透，如带血者，须慢火防其皮破血走也，切片为末）。

用法：等分，和柏子仁泥捣极匀，加炼蜜丸如梧子大。每服空心三钱，淡盐汤吞。

功效：滋阴壮阳，涩精健骨。

主治：虚劳、无子。

评介：柏子仁用酒浸泡，滋养肾阴而通阳；新鲜鹿茸，血肉有情之品，大补肾阴，兼有涩精、强健筋骨等作用，治疗各种原因导致虚劳、无子。

6. 补肾固精方

来源：《先醒斋医学广笔记》。

组成：北五味子。

用法：为细末，每服以好酒下方寸匕。

功效：补肾固精，久之兼可御女。

评介：《神农本草经》云："五味子，味酸，温。主益气；咳逆上气；劳伤羸瘦，补不足；强阴，益男子精。"王好古云："治喘咳燥嗽，壮水镇阳。"《本草蒙筌》云："虚损劳伤，北五味最妙。"北五味子不仅可补心肾，且有收涩之功，故五味子可久服之，以达补肾固精之功。

六、万密斋

密斋尝见男子阴痿者，多致无子，不可不虑也。惟其求嗣之急，易为庸医之惑，或以附子、石床脂为内补，或以蟾酥、肉苁蓉为外助，阳事未兴，内热已作，玉茎虽劲，顽木无用，以致终身无子，或有妖殁之惨者。吾见此辈无辜，而受医药之害，遍访诸方，无越此者，出以示人，名曰壮阳丹。熟地黄四两，巴戟天去心，破故纸炒各二两，淫羊藿一两，桑螵蛸真者盐焙，阳起石另研水飞各半两。上六味，合阴之数，研末，炼蜜丸如桐子大，每三十丸空心只一服，温酒下。不可恃此自恣也，戒之。

1. 壮阳丹

来源：《广嗣纪要·调元篇》。

组成：熟地黄、巴戟天、破故纸、淫羊藿、桑螵蛸、阳起石。

用法：上六味，合阴之数，研末，炼蜜丸如桐子大，每三十丸空心只一服，温酒下。

功效：滋阴壮阳。

主治：男子阴痿无子。

评介：肾之阴阳此消彼长。本方以熟地黄为主药，大补肾之阴阳；方中淫羊藿有类似雄激素样作用，可增强性功能，配合阳起石、巴戟天增强温补之效。原文述："尝见男子阴痿者，多致无子，不可不虑也。惟其求嗣之急，易为庸医之惑，或以附子、石床脂为内补，或以蟾酥、肉苁蓉为外助，阳事未兴，内热已作，玉茎虽劲，顽木无用，以致终身无子，或有妖殁之惨者。吾见此辈无辜，而受医药之害，遍访诸方，无越此者，出以示人，名曰壮阳丹。"

2. 螽斯丸

来源：《广嗣纪要·调元篇》。

组成：当归、牛膝、续断、巴戟天、苁蓉、杜仲（姜汁炒）、菟丝子（酒蒸）、枸杞子、山茱萸、芡实、山药、柏子仁、熟地黄、益智仁（去壳）、破故纸（黑麻油炒）、五味子。

用法：上十六味，各制研末，秤定和匀，炼蜜丸梧桐子大，每服五十丸空心、食前酒送下。

功效：补肾，壮阳，益精。

主治：阴痿不起，其精易泄者。

评介：牛膝、续断、巴戟天、肉苁蓉、杜仲、菟丝子、枸杞子、芡实、破故纸等一派补肾壮阳益精之味，大补肾阳；柏子仁、五味子、当归、山茱萸、熟地黄滋阴养血活血，精血同源，滋养肾精；益智仁补肾摄精。吴吉文等研究发现，巴戟天对环磷酰胺诱导的生精障碍睾丸具有改善睾丸生精小管结构、促进精子发生和间质细胞分泌睾酮的功能。杨欣等研究发现，适宜剂量的巴戟天水提取物对 ROS 所致人精子过氧化损伤具有明显干预作用，对精子顶体结构和功能具有保护作用。

3. 补肾地黄丸

来源：《育婴家秘·十三科》。

组成：熟地黄、干山药、山茱萸、泽泻、牡丹皮、肉苁蓉。

用法：共为细末，炼蜜为丸，如梧桐子大，每五十丸，空心、食前服，淡盐汤送下。

功效：补肾益精。

主治：男子无子。

评介：本方在六味地黄丸基础上添加肉苁蓉，以补肾阴为主，并有增强壮阳益精的作用。许多研究表明，肉苁蓉能刺激性激素的分泌或表现出类似性激素的作用，对于生精功能和精液质量具有良好的保护作用，有效改善肾功能，也对胚胎的发育有一定的促进作用，展现出显著的生殖促进效果。丹溪云：无子之因，多起于父气之不足，岂可独归于母血之虚寒。况母之血，岂止于虚与寒而已哉？无子多因血少不能摄精，俗医率从子宫虚冷，投以热剂，如泰桂丸之类，煎熬脏腑，气血沸腾，祸不旋踵。按丹溪先生此论。诚可为妇人服热药子之戒。全按《易》曰：天地氤氲，万物化醇。设使阴阳偏胜，则不能成变化而生万物矣，男女亦然。故男之无子者，责精之不足也；女之无子者，责血之不足也。精气之不足，肾实主之，六味地黄丸其要药也。

4. 乌须种子方

来源：《广嗣纪要·调元篇》。

组成：白茯苓、黄芪、肉苁蓉、人参、甘枸杞子、破故纸、何首乌、秋石。

用法：人乳半斤，煮茯苓如前。将制过茯苓总入石臼内，捣为细末，用米筛筛过，上甑蒸热，众手为丸，如梧桐子大。生子者，每日早晚一服，每服四十丸，盐汤送下，乌须明目，用滚白汤送下。忌烧酒、犬肉。

功效：男子壮筋骨，生心血，乌须发，明目固精；女人滋颜色，暖子宫，调经气。

主治：治一切虚损。

评介：茯苓、黄芪、人参滋补元气；肉苁蓉、补骨脂、枸杞子填肾精壮筋骨明目；何首乌补益精血，有乌须之作用；秋石固气涩精，明目清心。诸药共伍，治一切虚损，兼治不育。现代研究发现，枸杞子中的枸杞子多糖、枸杞子多酚类化合物以及微量元素等活性成分，通过抗氧化应激及清除自由基、抑制生精细胞凋亡、增强细胞免疫、调节性激素平衡等方式，改善男性生殖能力。

5. 补阴丸

来源：《广嗣纪要·调元篇》。

组成：黄柏（盐水炒）、知母（酒洗）、熟地黄（酒蒸焙）、天门冬（焙）。

用法：各取末和匀，炼蜜为丸，如梧桐子大，每五十丸，空心食前百沸汤下。

功效：滋阴降火。

主治：命门火旺，肾阴不足所致不育；肾气热，腰软无力，恐成骨痿。

评介：肾苦燥，知母之辛寒以润之；肾欲坚，黄柏之苦寒以坚之；熟地黄之苦甘寒以补肾之虚；天门冬之甘寒以补肺，滋肾水之化源。金光春等使用补阴丸加味治疗肾阴虚火旺而致少精之不育症，效果显著。

6. 镇神镇精丹

来源：《广嗣纪要·寡欲篇》。

组成：人参、茯神、远志、甘草、柏子仁、酸枣仁（去壳）、石菖蒲、白龙骨（煅）、牡蛎（煅）、辰砂（水飞）。

用法：以上共为末，炼蜜为丸，如弹子大，每服一丸，枣汤下。

功效：补心宁神，固肾涩精。

主治：男子精泄虚损无子；心不摄念，神不摄精，男子梦交而精泄，女子梦交而精出，心悸气短，舌淡白，脉象虚弱。

评介：肾精不藏乃心神不摄所致，施治当以补心宁神为主，固肾涩精为辅，才与病机吻合。方中人参、石菖蒲、远志、茯神补气益精，安神益智；柏子仁养心阴安神，酸枣仁能安神兼能收涩；牡蛎、龙骨敛阴潜阳，止汗涩精；诸药配伍共奏补气安神、益精止泻之功。心神得宁，心肾相交，精关得固，而遗泄可愈。

七、吴鞠通

仲子曰：敢问死？孔子曰：未知生，焉知死。瑭以为医者不知死，焉能救生。细按温病死状百端，大纲不越五条。在上焦有二：一曰肺之化源绝者死；二曰心神内闭，内闭外脱者死。在中焦亦有二：一曰阳明太实，土克水者死；二曰脾郁发黄，黄极则诸窍为闭，秽浊塞窍者死。在下焦则无非热邪深入，消烁津液，涸尽而死也。眉批：危矣哉，亦微矣哉。

1. 三甲复脉汤

来源：《温病条辨·下焦篇·风温湿热温疫温毒冬温》。

组成：炙甘草、麻仁、生白芍、阿胶、生牡蛎、生鳖甲、生龟甲、干地黄、麦冬。

用法：水煎服。

功效：滋阴复脉，固精止遗。

主治：下焦温病，热深厥甚，脉细促，心中憺憺大动，甚则心中痛者。

评介：阿胶为主药，滋阴养液，善于息内风；地黄、白芍、麦冬滋阴柔肝；龟甲、牡蛎、鳖甲滋阴潜阳，善于镇痉厥，均为辅药；炙甘草补心气以复脉，与白芍配伍，酸甘化阴，以增强滋阴息风之力；麻仁养阴润燥，共为使药。这些药物共同起到滋阴复脉、潜阳息风之功。牡蛎中含有对人体有益的物质如牛磺酸、氨基酸、低分子活性肽、矿物质和微量元素，研究发现其具有抗肿瘤、抗氧化、降低血糖以及调节免疫功能等作用。龟甲能增强免疫功能，促进发育，延缓衰老，治疗骨质疏松症，并具有保护中枢神经的作用。甘草中的主要有效成分总黄酮是抗心律失常的主要物质基础，可以保护心肌收缩，具有明显抗心肌缺血的作用。现代药理研究表明，白芍主要有效成分芍药苷、牡丹酚具有扩张血管、改善心肌供血、调节脂质代谢的作用；麦冬中的总皂苷可以抗心肌缺血、心律失常，保护心脏的微循环和血管，从而有保护心脏功能；麻子仁可抗心律失常、降血脂，同时在抗高血压方面有一定疗效。

2. 参芍汤

来源：《温病条辨·下焦篇·湿温》。

组成：人参、白芍、附子、茯苓、炙甘草、五味子。

用法：水煎服。

功效：温阳补脾，和营止泻。

主治：休息痢经年不愈，下焦阴阳皆虚，不能收摄，少腹气结，有似癥瘕之证。

评介：吴鞠通云："参、苓、炙草守补中焦，参、附固下焦之阳，白芍、五味收三阴之阴，而以少阴为主，盖肾司二便也。汤名参芍者，取阴阳兼固之义也。"本证属于久痢阴阳两虚，而以下焦阳虚、不能收摄为主，故用附子温补肾阳，人参、炙甘草补气健脾，茯苓健脾和湿，白芍和阴缓解，五味子收敛止泻。本方辛甘酸同用，补气温阳，敛阴止泻，故属于"辛甘为阳、酸甘化阴复法"。本方具有温阳益气、敛阴止泻之功，用于泻痢日久不愈。

现代药理研究表明，方中主药附子具有强心、扩血管、调控性激素代谢、促进性激素转化、抗衰老等作用，对男性有益。然而，由于附子的毒性，需要经过炮制后方可入药饮用。该方常用于治疗痢疾长期不愈的休息痢。

3. 地黄余粮汤

来源：《温病条辨·下焦篇·湿温》。

组成：熟地黄、禹余粮、五味子。

用法：水煎服。

功效：滋阴益肾，固涩下焦。

主治：久痢，阴伤气陷，肛坠尻酸。

评介：肛门坠而尻脉酸，肾虚而津液消亡之象。故以熟地、五味补肾而酸甘化阴；余粮固涩下焦，而酸可除、坠可止、痢可愈也。按石脂、余粮，皆系石药而性涩，桃花汤用石脂，不用余粮，此则用余粮，而不用石脂。盖石脂甘温，桃花温剂也；余粮甘平，此方救阴剂也，无取乎温，而有取乎平也。

现代药理研究表明，熟地黄、禹余粮、五味子均具有抗氧化、抗衰老的作用，其中五味子对男性生殖系统也有作用。研究表明，五味子中的五味子酚可使雄性动物睾丸的精原细胞及各级精原细胞数均有不同程度的增加，其细胞浆内的核糖核酸含量也会增加。五味子酚对生殖细胞内 ALP 酶、5 N 酶、ATP 酶活性有较明显的增强和调节作用。同时，它还能促进卵巢各级卵细胞数的增多，并促进排卵，增加卵胞群细胞内核糖核酸含量。甘肃产的华中五味子对实验性肾阴虚型雌性小鼠卵巢组织中 SOD 活性的升高与 OFR 活性的降低也有显著的作用。

4. 扶阳汤

来源：《温病条辨·下焦篇·湿温》。

组成：鹿茸、熟附子、人参、桂枝、当归、炒蜀漆。

用法：水八杯，加入鹿茸酒，煎成三小杯，日三服。

功效：补肾助阳，益气养血。

主治：治阳虚疟疾。

评介：吴鞠通云："鹿茸为君，峻补督脉……人参、附子、桂枝，随鹿茸而峻补太阳，以实卫气；当归随鹿茸以补血中之气，通阴中之阳；单以蜀漆一味，急提难出之疟邪，随诸阳药努力奋争，由卫而出。"本证因脾肾两虚，气血不足所致，故用鹿茸、附子温补肾阳，人参、当归益气养血，桂枝温通阳气，蜀漆祛痰截疟。全方共奏补肾助阳、益气养血之功。现代药理研究表明，方中的主药鹿茸能够促进性功能，鹿茸多肽是鹿茸影响性功能的有效成分，可增加雄性小鼠血浆中黄体生成素（LH）和睾酮（T）含量。而方中的附子、人参、桂枝、当归等药物具有调节心血管的作用。研究已证实，心血管健康与男性生殖密切相关，其中附子和人参对人体的内分泌与代谢也具有一定影响，从内分泌和代谢方面影响男性健康。

八、孙一奎

凡证不拘大小轻重，俱有寒、热、虚、实、表、里、气、血。

固真汤

来源：《赤水玄珠·前阴诸疾门》。

组成：升麻、柴胡、羌活、炙甘草、泽泻、黄柏、知母、龙胆草。

用法：水煎，空心服，以美膳压之（饭前服用）。

功效：清热利湿，升阳疏散。

主治：治两丸冷，前阴痿弱，阴汗如水，小便后有余沥臊气，尻臀并前阴冷，恶寒而喜热，膝亦冷。

评介：方中升麻、柴胡升阳举陷，阳气得升则湿气可化；知母、黄柏、龙胆草、泽泻清热利湿，能够清泻肝经实火，清利肝肾湿热。诸药合用，标本兼治，共奏清热利湿、升阳疏散之效。蔡庆堂等临床上用加减固真汤治疗 88 例精液不液化患者，总有效率达 80.7%。

九、汪石山

阳有余者，指卫气也。卫气固无待于补。而营之气，亦谓之阳。此气或虚或盈。虚而不补，则气愈虚怯矣。

阳虚梦遗方（书中未命名）

来源：《石山医案·阳虚》。

组成：人参、黄芪、白术、甘草、枳实、香附、山楂、韭菜子。

用法：水煎服，服半年，随时令寒暄升降而易其佐使，调理而安。

功效：益气固精，补肾壮阳。

主治：肾阳虚，梦遗不止，无子。

评介：汪石山云："经曰气固形实。阳虚则不能固，而精门失守，此遗之所以频而不禁也。经曰肾者，胃之关也。今若助阳以使其固，养胃以守其关，不患遗之不止矣。"故方中人参、黄芪、白术益气固精，枳实、香附、山楂益气行气，韭菜子补肾壮阳固精，诸药共伍，补肾阳、益气止遗。郭娜等研究发现，山楂提取物能够抑制小鼠骨髓噬多染红细胞微核率及精子畸形率的异常升高，对辐射损伤小鼠遗传生殖系统具有保护作用。现代药理学研究表明，山楂的果实、根、茎、叶中都含有寡聚花色素原（OPC），属于黄酮类，是一种天然的抗氧化物，具有捕获氧自由基的功能。

十、叶天士

男子以八为数，年逾六旬，而阳事痿者，理所当然也。若过此犹能生育者，此先天禀厚，所谓阳常有余也。若夫少壮及中年患此，则有色欲伤及肝肾而致者，先生立法，非峻补真元不可。盖因阳气既伤，真阴必损，若纯乎刚热燥涩之补，必有偏胜之害，每兼血肉温润之品缓调之。亦有因恐惧而得者，盖恐则伤肾，恐则气下，治宜固肾，稍佐升阳。有因思虑烦劳而成者，则心脾肾兼治。有郁损生阳者，必从胆治。盖经云：凡十一脏皆取决于胆。又云：少阳为枢。若得胆气展舒，何郁之有？更有湿热为患者，宗筋必弛纵而不坚举，治用苦味坚阴，淡渗去湿，湿去热清，而病退矣。又有阳明虚则宗筋纵，盖胃为水谷之海，纳食不旺，精气必虚，况男子外肾，其名为势，若谷气不充，欲求其势之雄壮坚举，不亦难乎？治惟有通补阳明而已。

1. 韭菜子丸加减

来源：《临证指南医案》。

组成：菟丝子、蛇床子、覆盆子、韭菜子、五味子、沙苑子、鳇鱼胶丸。

功效：益气固精，补肾壮阳。

主治：肾阳不足，遗泄滑漏，或阳痿，口咸等。

评介：本方从《备急千金要方》韭菜子丸加减而成，药仅七味，皆用子类，《本草纲目》称"诸子皆降"，可以直达下焦，治疗肾阳衰弱、遗精滑泄、阳痿不举。亦可治疗口咸，因咸为肾味，乃肾阳衰微，肾水上溢口舌所致。其中韭菜子、蛇床子强壮肾阳，覆盆子、沙苑子固精止泄，菟丝子、五味子补肾益精。要知精髓亏损之证，全凭草木之药，未必有力，妙在用鳇鱼胶丸，取血肉有情之品，补其精液，且可止其滑漏。

2. 固摄肾气方（原文未命名）

来源：《临证指南医案》。

组成：熟地黄、山茱萸、怀山药、补骨脂、胡桃肉、白茯苓、怀牛膝、五味子、车前子。

功效：补肾纳气。

主治：肾虚，气不摄纳，身动则气促喘息，或晨起喉舌干燥，大便干结等。

评介：《素问·生气通天论》谓："阴平阳秘，精神乃治。"今阴弱阳强，阴阳不得其平衡，则阳难以秘固吸纳于下，而上越为喘，喘之甚者，阳脱而亡。此方为加减肾气丸之法，减附子、肉桂之辛热，因肾恶燥，不耐刚烈之药；又减牡丹皮之辛泄，泽泻之流走，因脏阴宜静宜守，恶动走辛泄之品；加补骨脂温而不燥，胡桃肉辛润多脂，温肾阳而滋肾液；入牛膝领诸药下行，五味子助肾纳气；车前子味甘质润，祛痰行水而不伤正。化肾气丸之辛热为辛润之法，乃补肾纳气之良方。

3. 白通加猪胆汁汤加减

来源：《临证指南医案》。

组成：阿胶、鲜地黄、黑元参、鲜石菖蒲、川黄连，冲童子小便半盏。

功效：护养下焦。

主治：温邪深陷少阴，肾液被劫，厥阳内风上冒。病见瘛疭，舌缩，语音不出，呼吸似喘，二便不通，神迷似寐。

评介：因少阴之液一亏，肝失所养，则厥阴之阳自动，动则风生而上冒，上冒则清灵之所被蒙，无力振奋以育子，又肾司二便，故二便不通。此方为护养下焦之阴，清解深藏之温热，法从仲景白通加猪胆汁汤化出。白通加猪胆汁汤为寒伏少阴，故用附子、干姜温经，葱白通阳，人尿、猪胆汁咸苦阴药为使，引领阳药下入少阴。并用阿胶、黑元参、生地黄滋少阴之液以息风，川连直清其热，佐石菖蒲宣窍达邪，仍以人尿为使，引诸药直达于肾。盖白通加猪胆汁汤为引阳药直达少阴以治寒，此为引阴药直达少阴以治温，二者寒温病源虽异，治少阴取法则同。

4. 三神丸

来源：《临证指南医案》。

组成：五味子、补骨脂、肉豆蔻。

用法：空心每服5丸，水送下，口服。

功效：温补肾阳，收涩止痢。

主治：痢久伤肾阴，下焦坎阳亦衰，八脉不固，肠腻自滑而下，纳谷运迟。

评介：此方用于肾中阴阳两虚之痢疾。叶氏云："痢久必伤肾阴，八脉不固，肠腻自滑而下。但执健脾无用，病不在中，纳谷运迟，下焦坎阳亦衰，用三神丸。"方中补骨脂辛苦热，补命门之火，为补火益土之要药，为君药；肉豆蔻温脾肾而涩肠止泻；五味子酸温，滋肾阴，固肾涩精，收敛止泻；诸药合用，温肾填精，自然泄泻止。现代药理研究表明，方中的补骨脂具有抗良性前列腺增生的作用。与保列治相比，补骨脂素组和保列治组的大鼠前列腺湿重均显著低于对照组。镜下观察发现，补骨脂素组和保列治组的前列腺组织出现萎缩且管径增大，大鼠前列腺湿重之间没有显著差异。研究认为，补骨脂素能够显著抑制模型大鼠的良性前列腺增生，其机制可能是通过降低前列腺细胞增殖实现的。在该方剂中加入吴茱萸，即形成了名方"四神丸"，用于治疗"五更泄泻"。

5. 生地黄益母草方

来源：《临证指南医案》。

组成：生地黄、益母草、女贞子、阿胶、琥珀、稆豆皮。

用法：水煎服，中病即止。

功效：清热利湿，祛浊通淋。

主治：治阴精化成败浊，阻窍不通（淋浊）。

评介：用于老年人血淋日久者。叶天士云："阴精上蒸者寿，阳火下陷者危。血淋久而成形，窒痛烦心，心火直升。老人阴精已愈，五液化成败浊，阻窍不通，欲溺必痛，得泻痛减，即痛则不通，痛随利缓之谓。故知柏六味及归脾、逍遥之属，愈治愈剧。其守补升补，滋滞涩药，决不中病。用琥珀痛减，乃通血利窍之意，然非久进之方，以不伤阴阳之通润立方。"叶氏认为老年人之血淋，不可一味用补法及涩法，年老体弱者因其各种功能如气化功能不足，容易导致病理产物堵塞，其有痛，得泻痛减者就属此类，此时宜用泄法，中病即止。

6. 附子茴香丸

来源：《临证指南医案》。

组成：炮附子、干姜、大茴香、安息香、人参末。

用法：研为细末，真水安息香捣为小丸，以人参末为衣。

功效：温阳行气止痛。

主治：治下元虚寒，气冷凝滞，结聚攻坠，高年宿疝。

评介：此方叶天士用于治疗老年男性积年累月之疝气。叶天士云："高年疝症，是下元虚，气冷凝滞，结聚攻坠，乃沉痼之疾，药难取效。暖气助阳鼓动，俾阴邪浊气稍解，不过暂时小安耳。病在肝肾，道路纡远，药必从咽入胃，由胃入肠，始达病所，而上中无病之处，必受疝药攻克之累，倘胃减妨食，何以救疗？夫阴浊盘踞成形，例取纯阳气雄之药。昔胡大封翁，高年宿疝，用十全大补不效，喻氏驳其半阴半阳非法，议以姜、附为丸、参、苓为衣，喉间知有参、苓，过胃始露猛烈之威灵。恪攻病所，此议甚正。"方中用附子、干姜、大茴香一同研为细末，助火壮阳，以安息香行气止痛，考虑到年老者，外包人参末顾护胃气。共奏温阳行气止痛之功效。

十一、陈士铎

男子有泄精之时，寒气逼人，自难得子，人以为命门之火衰极，谁知心包之火不能助之耶？盖命门之火生于下，必得心包之上火相济，则上下相资，温和之气充溢于骨髓之中，始能泄精之时，无非生气。倘命门有火以兴阳，而心包无火以济水，则命门之气散，安能鼓其余火，发扬于精管之中哉。世人治法但去助命门之火，不去益心包之焰，则精寒不能骤复，必难受胎矣。

1. 助气仙丹

来源：《辨证录·种嗣门》。

组成：人参、黄芪、当归、茯苓、白术、破故纸（补骨脂）、杜仲、山药。

用法：水煎服。连服四剂气旺，再服四剂气大旺。

功效：健脾益肾，调补五脏。

评介：陈士铎云："男子有交感之时，妇人正在兴浓，而男子先痿，阳事不坚，精难射远，人以为命门之火衰也，谁知阳气之大虚乎？夫气旺则阳旺，气衰则阳衰。此气也乃五脏之真气，非止命门之火也。盖命门原有先天之火气，然非五脏后天之气不能生。世人戕贼五脏，因而命门之火气不旺，随五脏之真气而消磨矣，又安能助命门之火乎？此所以半途先痿也。治法似宜急补五脏之阳气也。然而五脏不必全补也，但补其脾肾之气，若心、若肝、若肺之气自旺，五脏气旺，而命门之火欲不旺得乎……此方补气，绝不补阴，以病成于阳衰，则阴气必旺。若兼去滋阴，则阳气无偏胜之快矣。方又不去助火，盖气盛则火自生，若兼去补火，则阳过于胜而火炎，复恐有亢烈之忧，反不种子矣，此立方之所以妙也。"现代药理研究表明，人参的主要成分人参皂苷具有抗休克的作用，能够保护胃肠细胞，参与调节中枢神经的兴奋和抑制，并且能够增强免疫力。黄芪水煎液对造血系统具有保护和促进作用，同时也对肾脏具有保护作用并增强正性肌力，在一定程度上能够改善勃起功能。此外，黄芪与人参的联合应用能够有效抗疲劳。杜仲水提取物能够提高睾丸和精囊指数，从而改善精子质量，对不育症有一定的改善作用。补骨脂能够扩张血管，刺激心脏，提高心脏功率，对男性勃起功能有改善作用。

2. 生髓育麟丹

来源：《辨证录·种嗣门》。

组成：人参、山茱萸、熟地黄、桑椹、鹿茸、龟胶、鱼鳔、菟丝子、山药、当归、麦冬、北五味子、肉苁蓉、人胞、柏子仁、枸杞子。

用法：各为细末，蜜捣成丸。每日早晚时用白滚水送下五钱。服三月，精多且阳亦坚，安有不种子者哉。

功效：益精填髓，生精种子。

评介：本方具有益精填髓、生精种子之效。整个方剂以"滋补肾精"为核心，所采用的"鹿茸""龟甲胶""熟地黄"等九味药物都属于肾经归类。其中，熟地黄能够滋阴补血，填充精力，加上紫河车、龟甲胶、鹿角胶、鱼鳔等具有血肉之美的中药充当君药；

山茱萸、菟丝子、肉苁蓉、五味子则为臣药，协助君药滋补肾精，并且具有固精、收敛的功效。俗话说"养精须养血""精血同源"，因此选用了补血的当归，并加入麦冬和桑椹作为佐药，滋养胃阴。陈士铎云："男子有泄精之时，止有一二点之精，此等之人，亦不能生子，人以为肾水之亏，谁知是天分之薄乎？夫精少之人，身必壮健，予谓天分之薄，谁其信之？殊不知精少者，则精不能尽射于子宫，得天之厚者，果如此乎？天既予人以薄，医欲逆天而予人以厚，似乎不可得之数矣，然天心仁爱，人苟有迁善之心，医即有种子之法。盖精少者，虽属之于天，未必不成之于人也。恃强而好用其力，若思而过劳其心，多食而反伤其胃，皆足以耗精也。苟能淡漠以死其心，节少以养其胃，益之补精填髓之方，安在精少者不可以多生乎……此方妙在纯用填精益髓之味，又无金石之犯，可以久服而无害，不特种子而得八元，兼可延龄而至百岁。"根据临床观察，生髓育麟丹能明显提高不育症患者的精子数量和活动力，降低精子畸形率。相关实验研究表明，该方剂还可以改善不育症患者的内分泌功能，提高血清睾酮水平，降低生精细胞凋亡率。此外，生髓育麟丹还能提高实验性大鼠附睾的精子数量、前向运动精子比率和活动率，抑制睾丸生精细胞中 Caspase－3 和 Bax 的表达，增强Bcl－2 的表达，降低生精细胞凋亡指数。

3. 平火散

来源：《辨证录·种嗣门》。

组成：熟地黄、玄参、麦冬、生地黄、牡丹皮、山药、金钗石斛、沙参。

用法：水煎服。连服十剂，精不过热，与妇女交接，便可受胎，且庆永安也。

功效：滋补肾水，养阴平火。

评介：此方用熟地黄、生地黄、玄参、麦冬、沙参、金钗石斛以滋补肾水、养肾阴，用生地黄、玄参、牡丹皮清透阴分之热，平下焦之火，用山药以顾护脾胃。陈士铎云："男子有精力甚健，入房甚久，泄精之时，如热汤浇入子宫，妇人受之，必然吃惊。反不生育者，人以为久战之故，使妇女兴阑，以致子宫谨闭，精不得入，孰知不然。夫胎胞居于心肾之间，喜温不喜寒，然过寒则阴凝，而胎胞不纳；过热则阳亢，而胎胞难受。交感之际，妇人胎胞之口未有不启，安有茹而吐之乎？惟是过于太热，则口欲闭而不能中，欲受而不得，势不得不弃之于外，以享其清凉之快矣。是以妇人坐娠数十日经来者，正坐于受胎而复堕，非外因之伤，乃精热之自难存养也。然则欲胎气之永固，似宜泻火之有余矣。而火不可泻，泻火必致伤胃，反无生气，何以种玉乎？治法但补其肾中之水，使水旺而火自平……此方补阴而无大寒之虞，泻火而有生阴之妙，无事解氛，自获退炎之益，宜男之道，即在于斯。"通过滋补肾水的方法，使水旺而火自平，并且必须让患者戒烟戒酒，忌食辛辣之物。在临床实践中，患者的精液检查常常显示精子活动力差，液化不良，辨证多属于湿热下注、阴虚火旺的情况。如果通过西医手段发现是由男性免疫性不育引起，如男性抗精子抗体等，或者男性感染了衣原体、支原体等病菌，可参考陈氏对于"精热"证的辨证论治。

4. 温精毓子丹

来源：《辨证录·种嗣门》。

组成：人参、肉桂、五味子、菟丝子、白术、黄芪、当归、远志、炒枣仁、山茱萸、鹿茸、肉苁蓉、破故纸、茯神、柏子仁、砂仁、肉果。

用法：各为末，蜜为丸。每日酒送一两。服一料，精变为温矣。

功效：心肾同调，补火助阳。

评介：温精毓子丹之"毓"为育、生、养之意，毓子即生育孩子之意。本方用菟丝子、肉桂、鹿茸、肉苁蓉、补骨脂等一众温阳之药以助阳温精，又用人参、白术以益气，远志、炒枣仁、茯神、柏子仁等养心，使全方补火有其源，助阳而不伤气。此方陈士铎言："男子有泄精之时，寒气逼人，自难得子，人以为命门之火衰极，谁知心包之火不能助之耶？盖命门之火生于下，必得心包之上火相济，则上下相资，温和之气充溢于骨髓之中，始能泄精之时，无非生气。倘命门有火以兴阳，而心包无火以济水，则命门之气散，安能鼓其余火，发扬于精管之中哉！世人治法但去助命门之火，不去益心包之焰，则精寒不能骤复，必难受胎矣……夫无子因于精寒，今精寒易为精热，安有罴熊之无梦者乎。况此温中有补，虽助心包之炎，仍是益命门之气，二火同温，阳春遍体。"

5. 济火延嗣丹

来源：《辨证录·种嗣门》。

组成：人参、黄芪、巴戟天、五味子、黄连、肉桂、当归、白术、龙骨、山茱萸、山药、柏子仁、远志、牡蛎、金樱子、芡实、鹿茸。

用法：各为末，蜜为丸。每日白滚水送下一两，不拘时。服一月即改观，服二月可以坚守，服三月可以久战，服一年如改换一人。

功效：补益心肾，君相互用。

评介：济火延嗣丹重用黄芪以补气升阳，另加人参、白术、山药使气生发，火得气济。再用巴戟天、肉桂、鹿茸等药物以补阳助命门之火，搭配龙骨、牡蛎、金樱子、远志、芡实使心阴安定，同时收敛精气，防止早泄；辅以黄连防止长期服药产生内热，总览全方，补益心肾，使君体态安然，助于阳气涩精保持。陈士铎云："男子有精滑之极，一到妇女之门，即便泄精，欲勉强图欢不可得，且泄精甚薄，人以为天分之弱也，谁知心肾之两虚乎？夫入房可以久战者，命门火旺也。然作用虽属于命门之火，而操权实在于心宫之火。盖心火乃君火也，命门之火相火也。心火旺则相火听令于心，君火衰则心火反为相火所移，权操于相火，而不在君火矣。故心君之火一动，相火即操其柄，心即欲谨守其精，相火已暗送精于精门之外。至于望门泄精者，不特君火衰极，相火亦未常盛也。治法补心火之不足，不可泻相火之有余，盖泻相火，则君火益衰耳……此方心肾两补，不专尚大热之药，故可久服延年，非惟健阳生子。但服此药，必须坚守三月不战，始可邀长久之乐，否则亦不过期月之壮，种子于目前已也。"

6. 宜男化育丹

来源：《辨证录·种嗣门》。

组成：人参、山药、半夏、白术、芡实、熟地黄、茯苓、薏仁、白芥子、肉桂、诃黎勒、益智仁、肉豆蔻.

用法：水煎服。服四剂而痰少，再服四剂，痰更少，服一月而痰湿尽除，交感亦健，生来之子，必可长年。

功效：健脾补肾，化痰利湿。

　　评介：宜男化育丹方以半夏、白术、茯苓、薏苡仁、白芥子除痰湿，以人参、山药、白术等健脾胃除湿，再用肉桂、益智仁、肉豆蔻温脾肾散寒痰，以达健其胃气则痰可化，补其肾气则痰可消之效。陈士铎言此方用于："男子身体肥大，必多痰涎，往往不能生子，此精中带湿，流入子宫而仍出也。夫精必贵纯，湿气杂于精中，则胎多不育，即子成形，生来亦必夭殇，不能永寿者也。凡人饮食，原该化精而不化痰，今既化为精，如何有湿气入之？不知多痰之人，饮食虽化为精，而湿多难化，遂乘精气入肾之时，亦同群共入，正以遍身俱是痰气，肾欲避湿而不能也。湿既入肾，是精非纯粹之精，安得育麟哉！治法必须化痰为先。然徒消其痰，而痰不易化，盖痰之生，本于肾气之寒；痰之多，由于胃气之弱。胃为肾之关门，非肾为胃之关也。《内经》年久讹写误传，世人错认肾为胃之关门矣。胃气先弱，不能为肾闭其关门，肾宫又寒，内少真火之运用，则力难烁干湿气，水泛为痰，亦且上浮而不止下降矣。故治痰必当治肾胃之二经，健其胃气而痰可化，补其肾气而痰可消矣……此方补肾者十之三，健胃者十之七，胃健而脾更健，以胃强能分消水气，何湿之入肾乎？肾又气温，足以运用，即有水湿之入肾，自能分泄于尾闾，则精成为纯粹之精，生子全美，必然之理也。"

7. 当归补血汤

来源：《辨证录·种嗣门》。

组成：黄芪、当归、熟地黄。

用法：水煎服。

功效：补气生血，滋阴养血。

评介：此方中黄芪大补脾肺之气，滋养气血生化之源；当归养血和营；熟地黄补血滋阴，益精填髓，三者合用，气血双补，滋养阴血，补益精髓。陈士铎言此方用于："男子有面色萎黄，不能生子者，乃血少之故也。即或生子，必多干瘦，久成儿瘵之症，人以为小儿不慎饮食之故，或归咎于生母乳汁之薄，谁知父无血以予之乎？世人生子，动曰父精、母血，不知父亦有血也。夫血气足而精亦足，血气全而精亦全。为父者，气有余而血不足，则精之中自然成一偏之精，虽幸成形，乌能无偏胜之病哉！先天无形之血，能生后天有形之血也；若后天有形之血，何能生先天无形之血乎？故虽食母之乳，吞肥甘之物，终不能生儿之血，以全活之也。然则为父者少血，乌可不亟为补之哉！惟是血不能速生，必补其气，盖血少者，由于气衰，补气生血又何疑乎……夫补血宜用四物汤矣，今不用四物汤者，正嫌四物全是补血，而不补气也。若补血汤名虽补血，其实补气。原方用黄芪一两、当归五钱者，重在补气，而轻在补血也。我今用当归为君，用黄芪为臣，佐之熟地黄之滋阴，是重在补血，轻在补气，自然气以生血，而非血以助气，气血两旺，无子者易于得子，根深本固，宁至有夭殇之叹哉！"现代研究发现，该方药具有调节造血、改善精子质量、调节免疫系统、保护心血管、抗肿瘤等多方面功效。可用于治疗各种类型贫血、更年期综合征、免疫系统紊乱、心脑血管系统疾病、外科骨科手术及手术后并发症，以及癌症放化疗患者的辅助治疗等。

8. 忘忧散

来源：《辨证录·种嗣门》。

组成：白术、茯神、远志、柴胡、郁金、白芍、当归、巴戟天、陈皮、白芥子、神曲、麦冬、牡丹皮。

用法：水煎服。连服十剂，郁勃之气不知其何以解也。

功效：疏肝解郁，兴阳起痿。

评介：本方以白芍一两取其柔肝之意，白术半两取其健脾之义，再加牡丹皮、柴胡、郁金等以疏肝行气，茯神、远志、麦冬宁心安志，陈皮、神曲、白芥子健脾理气，稍佐以巴戟天鼓舞阳气，则心肝畅顺，心肾得交，阳道可兴。陈士铎云："男子有怀抱素郁而不举子者，人以为命门之火不宣也，谁知心肝二气之滞乎？夫火性炎上，忧愁则火气不扬，欢愉则火气大发，而木性条达，摧阻则木气抑而不伸，悠扬则木气直而不屈。处境遇之坎坷，值人伦之乖戾，心欲怡悦而不能，肝欲坦适而不得，势必兴尽致索，何风月之动于中，房帷之移其念哉！久则阳痿不振，何以生子？虽然人伦不可变，境遇不可反，而心气实可舒，肝气实可顺也。吾舒其心气，则火得遂其炎上之性；吾顺其肝气，则木得遂其条达之性矣。自然木火相通，心肾相合，可以久战以消愁，可以尽欢以取乐，宜男之道，亦不外于是矣……因郁而无子，郁解有不得子者乎？方中解郁未常无兴阳、种玉之味，倘改汤为丸，久服则郁气尽解，未有不得子者也。"

9. 夺天丹

来源：《辨证录·种嗣门》。

组成：龙骨酒浸三日，然后用醋浸三日，火烧七次，用前酒、醋汁七次焠之，驴肾内外各一具，酒煮三炷香，将龙骨研末，拌入驴肾内，再煮三炷香，然后入：人参、当归、白芍、补骨脂、菟丝子、杜仲、白术、鹿茸、山药末、五味子、熟地黄、山茱萸、黄芪、附子、茯苓、柏子仁、砂仁、地龙。

用法：各为细末，将驴肾汁同捣，如汁干，可加蜜同捣为丸。每日早、晚用热酒送下各五钱。

功效：并补三经，裨益肝气。

评介：本方以白芍、地龙入肝经，以人参等入肾经，以茯苓、柏子仁等入心经，以补骨脂、菟丝子、杜仲、鹿茸、山茱萸等入肝肾经，以龙骨、五味子、附子等入心肾之经，诸药同用，并补心、肝、肾三经，使肝气旺而宗筋得复。陈士铎云："男子有天生阳物细小，而不得子者，人以为天定之也，谁知人工亦可以造作乎？夫阳物有大小者，世分为贵贱，谓贵者多小，贱者多大，造物生人，歉于此必丰于彼，虽然，贱者未常无小，贵者未常无大，盖人之阳物修伟者，因其肝气之有余；阳物细小者，由于肝气之不足。以阴器为筋之余也，又属宗筋之会，肝气旺而宗筋伸，肝气虚而宗筋缩，肝气寒则阴器缩，肝气热则阴器伸，是阳物之大小，全在肝经盛衰、寒热之故也。欲使小者增大，要非补肝不可。然而肾为肝之母，心为肝之子，补肝而不补其肾，则肝之气无所生，补肝而不补其心，则肝之气有所耗，皆不能助肝以伸其筋，助筋以壮其势，故必三经同补，始获其验矣。"

10. 起阳至神丹

来源：《石室秘录·男治法》。

组成：熟地黄、山茱萸、远志、巴戟天、肉苁蓉、肉桂、人参、枸杞子、茯神、杜仲、白术。

用法：水煎服。一剂起，二剂强，三剂妙。老人倍加。

功效：滋肾填精起阳。

主治：痿而不振。过于琢削，日泻其肾中之水，而肾中之火亦日消亡。

评介：本方用巴戟天、肉苁蓉、肉桂、杜仲等一派热药补火助阳，再以熟地黄、山茱萸、枸杞子补益肾精，滋养肾水，同时以人参、白术益气，使真气得复，再辅以茯神宁心，以免伤及心阴。全方配伍用药甘温，补阳却不峻补，为起阳之意。陈士铎云："此方用热药于补水之中，则火起而不愁炎烧之祸，自然煮汤可饮，煮米可餐。断不致焦釜沸干，或虞爆碎也，此皆男治之法也。"

11. 润涸汤

来源：《辨证录·燥症门》。

组成：熟地黄、白术、巴戟天。

用法：水煎服。

功效：滋养肾精，阴阳双补。

主治：肾水涸竭，阳痿，行房则大小便牵痛，数到厕而不得便，愈便则愈痛，愈痛则愈便。

评介：陈士铎云："此方用熟地黄以滋肾中之真阴，巴戟天以补肾中之真阳，虽补阳而仍是补阴之剂，则阳生而阴长，不至有强阳之害。二味补肾内之水火，而不为之通达于其间，则肾气未必遽入于大小之肠也。加入白术以利其腰脐之气，则前后二阴无不通达，何至有干燥之苦，数圊而不得便哉！"

12. 强记汤

来源：《辨证录·健忘门》。

组成：熟地黄、麦冬、生枣仁、远志。

用法：水煎服，三十剂不忘。

功效：滋肾益精。

主治：人有老年而健忘者，近事多不记忆，辨证为肾水亏竭者。

评介：本方以熟地黄补养肾阴，益精填髓，以麦冬养阴清心，生枣仁不炒取其甘酸而润之效，以益阴宁心。陈士铎言："人有老年而健忘者，近事多不记忆，虽人述其前事，犹若茫然，此真健忘之极也。人以为是心血之涸，谁知是肾水之竭乎？夫心属火、肾属水，水火似乎相克，其实相克而妙在相生，心必藉肾以相通，火必得水而既济。如止益心中之血，而不去填肾中之精，则血虽骤生，而精仍长涸，但能救一时之善忘，而不能冀长年之不忘也。故治法必须补心，而兼补肾，使肾水不干，自然上通于心而生液。"

13. 芍药润燥丹

来源：《辨证录·梦遗门》。

组成：白芍、山药、炒栀子、芡实。

用法：水煎服。

功效：温阳健脾，固肾益精。

主治：人有怒气伤肝，忽然梦遗，久而不止。凡增烦恼，泄精更多。其症两胁多闷，火易上升于头目，饮食倦怠，发躁发胀，人以为肝气之动也，谁知是肝血之燥乎？

评介：白芍具有温阳祛湿、补益体虚、健脾胃等功效；山药则有健脾、补肺、固肾、益精的作用；芡实更能益肾固精，补脾止泻，除湿止带。三者合用，可补益肺脾，固摄肾精，防止梦遗。再辅以炒栀子的清热泻火凉血之功，以泻肝火、清肝热。方中白芍对中枢神经具有抑制作用，可解热降温、抗炎、增强细胞免疫和体液免疫、降血压、保肝等药理作用。山药具有降低血糖、提高机体免疫功能、增强小肠吸收功能等药理作用，现代药理研究表明能有效延缓性腺衰退，调节脱氢表雄酮、雌二醇的合成及分泌；炒栀子具有保肝利胆、降血糖、促进胰腺分泌、保护胃功能、降压、保护神经、抗炎、抗疲劳等药理作用；芡实具有改善肾功能、抗氧化、抗疲劳、延缓衰老等药理作用。

14. 生阴壮髓丹

来源：《石室秘录·卧治法》。

组成：玄参、麦冬、熟地黄、山茱萸。

用法：水煎服。

功效：滋肾养阴，壮骨髓。

主治：痿废之症，乃阳明火症，肾水不足以滋之，则骨空不能立。

评介：玄参具有清热凉血、滋阴降火、解毒散结的功效；麦冬具有养阴生津、润肺止咳的作用；熟地黄可滋阴补血，益精填髓；山茱萸更能补益肝肾，收涩固脱。综合全方以滋肾阴、补肾水为主，以清阳明实热为辅，再辅以补益正气、固摄止脱。现代药理研究表明，玄参具有解热、镇痛、抗炎、抗肿瘤等药理作用；麦冬具有保护中枢神经、心血管、免疫等系统功能，还具有抗菌、抗炎等药理作用，且对生殖细胞遗传物质具有保护作用；熟地黄具有抗衰老、抗疲劳、增强免疫力、保护心血管系统、抗骨质疏松等药理作用；山茱萸具有降低血糖、增强免疫、利尿、降压、抗炎、抗氧化、增强免疫和保护肝脏的药理作用。

十二、龚廷贤

发者，血之余也，爪者，筋之余也。神者，气之余也。目得血而能视也，耳得血而能听也，手得血而能摄也，掌得血而能握也，足得血而能步也，脏得血而能液也，腑得血而能气也。魂者，神明之辅弼也。魄者，积气之匡佐也。营者，水谷之精气也，卫者，水谷之悍气也。直行者，谓之经也；旁行者，谓之络也。脉者，天真委和之气也。三部者，尺关寸也。九候者，浮中沉也。五脏者，心肝脾肺肾也。六腑者，胆胃大肠小肠膀胱三焦也。

固本健阳丹

来源：《万病回春·求嗣》。

组成：菟丝子（酒煮）、白茯神（去皮木）、山药（酒蒸）、牛膝（去芦，酒洗）、杜仲（酒洗，去皮，醋炙）、当归身（酒洗）、肉苁蓉（酒浸）、五味子（去梗）、益智仁（盐水炒）、嫩鹿茸（酥炙）、熟地黄（酒蒸）、山茱萸（酒蒸，去核）、川巴戟（酒浸，去心）、续断（酒浸）、远志（制）、蛇床子（炒，去壳）、人参、枸杞子。

用法：上药为细末，炼蜜为丸，如梧桐子大。每服 50～70 丸，空腹时用盐汤或酒送下，临卧再进一服。若妇人月候已尽，此是种子期也，一日服三也无妨。

功效：培养元神，坚固精血，暖肾壮阳。

主治：精血清冷或禀赋薄弱；房劳过甚，以致肾水欠旺，不能直射子宫。

评介：菟丝子具有增强免疫、保肝、抗衰老、抗炎、壮阳、降压等药理作用，现代药理研究表明能使交配率增加；白茯神具有利尿、抗菌、保肝、提高免疫等药理作用；山药具有降低血糖，提高机体免疫功能，增强小肠吸收功能等药理作用，现代药理研究表明能有效延缓性腺衰退，调节脱氢表雄酮、雌二醇的合成及分泌；牛膝具有增强免疫、保护心血管系统、抗菌、抗炎、保肝、保肾、降脂、保护神经等药理作用；杜仲具有降血压、抗衰老、抗肿瘤、抗菌、抗病毒、提升免疫等药理作用；当归具有提高免疫、造血、抗炎、抗肿瘤、保肾等药理作用；肉苁蓉具有提高免疫力、抗疲劳、抗衰老、美白养颜、调节内分泌、保肾、保肝、润肠通便等药理作用；五味子具有中枢抑制、保肝、保肾、抗氧化、抗衰老、提高免疫、改善呼吸等药理作用；益智仁具有抗利尿、提高免疫、抗氧化、抗衰老、抗菌、消炎等药理作用；鹿茸具有抗衰老、增强免疫、保肝、强精、壮阳等药理作用，现代药理研究表明能使腺垂体细胞的黄体生成素含量增多，且促进性腺或副性腺器官的生长发育；熟地黄具有抗衰老、抗疲劳、增强免疫力、保护心血管系统、抗骨质疏松等药理作用；山茱萸具有免疫调节、降血糖、抗肿瘤、抗衰老等药理作用；川巴戟具有抗骨质疏松、延缓衰老、增强机体免疫力、抗肿瘤、抗抑郁、抗疲劳、抗氧化、改善心肌缺血、改善生殖等药理作用；续断具有抗骨质疏松、抗炎、抗氧化、抗衰老、抗维生素 E 缺乏症等药理作用；远志具有镇静、催眠、抗惊厥等药理作用；蛇床子具有抗心律失常、镇静、抗焦虑、抗骨质疏松、提高免疫、抗肿瘤作用，现代药理研究表明有类似性激素样作用；人参具有抗疲劳、改善心功能、降糖、增强免疫、抗肿瘤、抗氧化等药理作用；枸杞子具有调节机体免疫功能、抗肿瘤、延缓衰老、保肝、调节血脂和血糖、促进造血功能等药理作用。

十三、黄元御

神发于心，方其在肝，神未旺也，而已现其阳魂；精藏于肾，方其在肺，精未盈也，而先结其阴魄。《素问》：随神往来者谓之魂，并精出入者谓之魄。盖阳气方升，未能化神，先化其魂，阳气全升，则魂变而为神。魂者，神之初气，故随神而往来。阴气方降，未能生精，先生其魄，阴气全降，则魄变而为精。魄者，精之始基，故并精而出入也。

玉池汤

来源：《四圣心源·劳伤解·精遗》。

组成：桂枝、茯苓、甘草、芍药、龙骨、牡蛎、附子、砂仁。

用法：水煎大半杯，温服。

功效：疏肝解郁，利湿健脾，温肾止遗。

主治：遗精。

加减化裁：湿旺木郁而生下热，倍茯苓、白芍，加泽泻、牡丹皮。

评介：黄元御云："遗精之证，肾寒脾湿，木郁风动，甘草、茯苓培土泻湿，桂枝、芍药疏木清风，附子、砂仁暖水行郁，龙骨、牡蛎藏精敛神。水土暖燥，木气升达，风静郁消，遗泄自止。"桂枝具有扩张血管、解热、镇痛、抗炎、抗过敏、抗病原微生物等药理作用。茯苓具有利尿、抗菌、保肝、提高免疫等药理作用。甘

草具有保肝、抗炎、抗菌、抗病毒、镇咳、抗氧化、抗癌、免疫调
节、降糖和抗血小板凝集等药理作用。芍药具有抗炎、镇痛、保
肝、调节免疫、抗抑郁等药理作用。龙骨具有镇静、催眠、抗惊
厥、血液凝固等药理作用。牡蛎具有收敛、镇静、解毒、镇痛等药
理作用。附子具有强心、抗心律失常、抗炎镇痛、提高免疫力等药
理作用。砂仁具有解痉、抗炎、利胆、镇痛、抗氧化、提高免疫
力、止泻等药理作用。

第四章 相关验方与不育酒剂

第一节 相关验方

一、聚精丸

来源:《证治准绳·女科·胎前门》。

组成:黄鱼鳔胶1斤(白净者,切碎,用蛤粉炒成珠,以无声为度)、沙苑蒺藜8两(马乳浸两宿,隔汤蒸一炷香久,取起焙干)。

用法:上为末,炼蜜丸,每服三钱,淡盐汤送下,或开水下。

功效:补益肝肾,涩精止遗。

主治:房劳太过,元虚精竭,关门不固,梦遗滑泄。

评介:沙苑子性温味甘,入肝、肾经,功能补肝、益肾、明目、固精,《本草纲目》说它"补肾,治腰痛泄精,虚乏劳损"。鱼胶又称鱼鳔,广州俗称鱼肚,性平味甘,入肾经,功能补肾益精,滋养筋脉,治肾虚滑精。黄鱼鳔胶具有止血、提高免疫力、护胃、美容养颜等药理作用。蛤粉具有镇静、镇痛、安神、抗惊厥、抗抑郁、抗炎、抗菌等药理作用。沙苑蒺藜具有抗炎、降脂、降压、抑制血小板聚集、保肝、提高免疫力、镇痛、抗疲劳等药理作用。马乳具有抗菌等药理作用。

二、延龄广嗣丸

来源：《饲鹤亭集方》。

组成：枸杞子、线鱼胶、菟丝子、制首乌、茯苓、楮实子。

用法：研细末，水法为丸，淡盐汤送下。

功效：培养固本，益髓填精，兴阳种子，长春广嗣。

评介：凌奂言本方："治男子下焦虚损，久无子嗣，阳痿不兴，兴而不固，肾寒精冷，先天禀受不足，少年斲丧过度。此丸培元固本，益髓填精，兴阳种子，真长春广嗣之方也。"有延龄广嗣之力，螽斯衍庆之功。

三、葆真丸

来源：《证治准绳·女科·胎前门》。

组成：鹿角胶、杜仲、干山药、白茯苓、熟地黄、菟丝子、山茱萸、北五味子、川牛膝、益智仁、远志、小茴香、川楝子、川巴戟（酒浸，去心）、破故纸、胡芦巴、柏子仁、穿山甲（现已禁用）、沉香、全蝎。

功效：补十二经络，起阴发阳，能令阳气入胸，安魂定魄，开三焦积聚，消五谷进食，强阴益子精，安五脏，除心中伏热，强筋骨，轻身明目，去冷除风。

评介：本方所治证属命门火不足，精气虚损所致。故立温阳益精法以治之。方中鹿角胶壮元阳，补血气，生精髓；得川巴戟、破故纸、菟丝子则温肾壮阳之力更著；熟地黄滋肾水，填骨髓，生精血，合山茱萸、山药则补肾益阴之功倍增；茯苓补五劳七伤，养心安神，健脾利湿，与熟地黄、山茱萸、山药配伍，有补中寓泻之意，与柏子仁同用，可收通肾安神之妙；杜仲、牛膝、胡芦巴补肾壮腰膝；沉香、小茴香、益智仁温肾暖命门；以其火衰精亏易致精血涩滞，阳道不畅，故配全蝎、穿山甲（现已禁用）化瘀通络；用川楝子者，以寒降之性，防诸药温燥太过，引阳药归宿下元。方中温补通散并用，有壮阳益精之功，而无腻滞挫阳之弊，使阳壮精复则诸症自愈。王肯堂言本方治："专治九丑之疾。言茎弱而不振，振而不丰，丰而不循，循而不实，实而不坚，坚而不久，久而无精，精而无子，谓之九丑之疾。此药补十二经络，起阴发阳，能令阳气入胸，安魂定魄，开三焦积聚，消五谷进食，强阴，益子精，安五脏，除心中伏热，强筋骨，轻身明目，去冷除风，无所不治。此药平补，多服常服最妙……治五劳七伤无子嗣者。"

方中鹿角胶具有消炎、消肿、抗过敏等药理作用。现代药理研究表明能增强性功能。杜仲具有降血压、抗衰老、抗肿瘤、抗菌、抗病毒、提升免疫等药理作用。山药具有降低血糖、提高机体免疫功能、增强小肠吸收功能等药理作用，现代药理研究表明能有效延缓性腺衰退，调节脱氢表雄酮、雌二醇的合成及分泌。茯苓具有利尿、抗菌、保肝、提高免疫等药理作用。熟地黄具有抗衰老、抗疲劳、增强免疫力、保护心血管系统、抗骨质疏松等药理作用。菟丝子具有增强免疫、保肝、抗衰老、抗炎、壮阳、降压等药理作用，现代药理研究表明能使交配率增加。山茱萸具有降低血糖、增强免疫、利尿、降压、抗炎、抗氧化、增强免疫、保肝等药理作用。五味子具有中枢抑制、保肝、保肾、抗氧化、抗衰老、提高免疫、改善呼吸等药理作用。牛膝具有增强免疫、保护心血管系统、抗菌、抗炎、保肝、保肾、降脂、保护神经等药理作用。益智仁具有抗利尿、提高免疫、抗氧化、抗衰老、抗菌、消炎等药理作用。远志具有镇静、催眠、抗惊厥等药理作用。小茴香具有抗溃疡、护肝、镇痛、抗氧化等药理作用，现代药理研究表明有性激素样作用。川楝子具有抗炎、抗菌、护肝胆、驱虫等药理作用。川巴戟具有抗骨质疏松、延缓衰老、增强机体免疫力、抗肿瘤、抗抑郁、抗疲劳、抗氧化、改善心肌缺血、改善生殖等药理作用。补骨脂具有免疫调节、抗炎、抗肿瘤等药理作用。胡芦巴具有降血压、抗氧化、降血糖等药理作用。柏子仁具有镇静、增强睡眠等药理作用。穿山甲（现已禁用）具有止血、抗炎、抗凝等药理作用。沉香具有泻下通便、止咳平喘、消炎镇痛、抗结核、抗氧化等药理作用。全蝎具有镇静、抗惊厥等药理作用。

四、石刻安肾丸

来源：《古今医统大全·虚损门》。

组成：青盐、鹿茸、柏子仁、石斛、附子、川乌、巴戟天、肉桂、菟丝子、肉苁蓉、韭菜子、胡芦巴、杜仲、破故纸、山茱萸、远志、赤石脂、茯苓、茯神、小茴香（炒）、苍术、川楝子、川椒、怀山药。

用法：上药共为细末，将怀药酒煮，青盐化水和糊，打丸。每服三钱，空心淡盐汤送下。

功效：壮阳益肾，强筋壮骨，生血驻颜，扶老资寿。

主治：真气虚惫，脚膝软弱，夜梦遗精，小便数滑。

评介：青盐具有促进消化、护肾、利尿等药理作用。鹿茸具有抗衰老、增强免疫、保肝、壮阳等药理作用，现代药理研究表明，它能增加腺垂体细胞中黄体生成素的含量，并促进性腺或副性腺器官的生长发育。柏子仁具有镇静、增强睡眠等药理作用。穿山甲（现已禁用）具有止血、抗炎、抗凝等药理作用。石斛具有增强免疫力、抗肿瘤、降糖、抗衰老等药理作用。附子具有强心、抗心律失常、抗炎镇痛、提高免疫力等药理作用。川乌具有增强免疫力、抗动脉粥样硬化、心肌保护、保护神经系统、抗衰老、抗炎、镇痛等药理作用。巴戟天具有抗骨质疏松、延缓衰老、增强机体免疫力、抗肿瘤、抗抑郁、抗疲劳、抗氧化、改善心肌缺血、改善生殖等药理作用。肉桂具有壮阳、降血压、抗菌、抗肿瘤等药理作用。菟丝子具有增强免疫、保肝、抗衰老、抗炎、壮阳、降压等药理作用，现代药理研究表明，它能增加交配率。肉苁蓉具有提高免疫力、抗疲劳、抗衰老、美白养颜、调节内分泌、保肾、保肝、润肠通便等药理作用。韭菜子具有增强免疫力，抗高温和低温，抗氧化衰老，抗诱变等药理作用。胡芦巴具有降血压、抗氧化、降血糖等药理作用。杜仲具有降血压、抗衰老、抗肿瘤、抗菌、抗病毒、提升免疫等药理作用。补骨脂具有免疫调节、抗炎、抗肿瘤等药理作用。山茱萸具有降低血糖、增强免疫、利尿、降压、抗炎、抗氧化、增强免疫、保肝等药理作用。远志具有镇静、催眠、抗惊厥等药理作用。赤石脂具有抗炎、止血等药理作用。茯苓具有利尿、抗菌、保肝、提高免疫等药理作用。茯神具有镇静、利尿、保肝、抗菌、抗肿瘤、降血糖、增强免疫力等药理作用。茴香具有抗溃疡、护肝、镇痛、抗氧化等药理作用，现代药理研究表明，它具有性激素样作用。苍术具有镇静、降血糖、促进胃肠运动等药理作用。川楝子具有抗炎、抗菌、护肝胆、驱虫等药理作用。川椒具有抑制血小板聚集、降压、平喘、抗菌、抗肿瘤等药理作用。山药具有降低血糖，提高机体免疫功能，增强小肠吸收功能等药理作用，现代药理研究表明，它能有效延缓性腺衰退，并调节脱氢表雄酮、雌二醇的合成及分泌。

五、育嗣汤

来源：《北京市老中医经验选编·第二集》。

组成：仙茅、淫羊藿、菟丝子、何首乌、熟地黄、巴戟天、五味子、鹿角霜、冬葵子、炮附子、覆盆子、肉苁蓉。

加减：有热象者，去附子，加知母、黄柏；寒象明显者，加肉桂、小茴香、姜黄；头目眩晕者，加枸杞子、桑椹；腰膝酸软者，加川续断、杜仲、狗脊；食少神疲者，加黄芪、党参、白术；睾丸坠痛者，加橘核、荔枝核、川楝子；心悸不寐者，加柏子仁、远志。

功效：补肾健脾，壮阳益精。

评介：仙茅具有抗氧化、增强免疫力、抗骨质疏松、保肝、保护心血管等药理作用；淫羊藿具有调节内分泌、提高免疫力、祛风除湿等药理作用；菟丝子具有增强免疫、保肝、抗衰老、抗炎、壮阳、降压等药理作用，现代药理研究表明能增加交配率；何首乌具有增强免疫力、抗动脉粥样硬化、心肌保护、保护神经系统、抗衰老、抗炎、镇痛等药理作用；熟地黄具有抗衰老、抗疲劳、增强免疫力、保护心血管系统、抗骨质疏松等药理作用；巴戟天具有延缓衰老、抗氧化、抗损伤等药理作用；五味子具有中枢抑制、保肝、保肾、抗氧化、抗衰老、提高免疫、改善呼吸等药理作用；鹿角霜具有消炎、消肿、抗过敏等药理作用，现代药理研究表明能增强性功能；冬葵子具有增强免疫力、抗菌、抗溃疡等药理作用；附子具有强心、抗心律失常、抗炎镇痛、提高免疫力等药理作用；覆盆子具有抗衰老、抗病毒、提高免疫、抗菌、抗肿瘤等药理作用，现代药理研究表明能提升睾酮水平；肉苁蓉具有提高免疫力、抗疲劳、抗衰老、美白养颜、调节内分泌、保肾、保肝、润肠通便等药理作用。

北京市名老中医李德衔每遇此恙，常参阅张景岳之鹿附汤，《妇人大全良方》之七子汤及上海中医药大学经验方二仙汤加减化裁，自拟育嗣汤，用之临证，以此方治愈患者五十余例，疗效甚好。

六、保真广嗣丹

来源：《寿世编·保养门》。

组成：鹿角胶、鱼胶、熟地黄、山药、茯苓、山茱萸、五味子、杜仲、远志、益智仁、川楝子、巴戟天、破故纸、胡芦巴、沉香。

用法：共为细末，和匀，肉苁蓉水洗净肉，好酒煮烂，捣如糊，炼蜜为丸，桐子大。每服50～60丸，空心温酒下。

功效：培补元阳，温肾散寒。

评介：治肾气虚寒不能生育，培补元阳。

七、种子神方

来源：《惠直堂经验方·种子门》。

组成：人参、古墨、破故纸、肉苁蓉、山药、米仁、白归身、茯苓、远志肉、沉香、荜澄茄、何首乌、巴戟天、北细辛、淫羊藿、土木鳖。

用法：上药须拣选上品，如法制就，为末蜜丸，桐子大。每日空心，酒或淡盐汤送下，忌房事一月，服药忌食猪肉。

功效：补元气，壮肾阳，益精血。

主治：男子无子。

八、阳痿性不育经验方

来源：本方系原湖北省财贸医院（今湖北省新华医院）王宗铁医疗经验，曾刊于《中医杂志》1986 年第 12 期。

组成：柴胡、枳实、木香、香附、郁金、焦山楂、茯苓、鸡内金、苍术、白术、半夏、陈皮、胆南星、白芥子。

功用：燥湿化痰，通络起痿。

用法：水煎服。

按：张某，30 岁。婚后 4 年，阳痿而无嗣。曾多次服壮阳药及注射促性腺素无效。体肥胖，头眩，口黏腻，四肢沉重，舌根苔白腻，脉沉滑有力。拟化痰通络法，予以上方 15 剂后，性欲增强，阴茎勃起，但举而不坚。继进 15 剂，性生活正常，3 个月后其妻妊娠。本例诊断着眼于肥胖，舌苔腻。结合补益之治疗史等，是实而非虚，实为痰湿阻碍宗筋所致。

九、经验方

来源：本方系广西百色市民族卫生学校李振光医疗经验，曾刊于《广西中医药》1987年第1期。

组成：熟地黄、何首乌、黄精、肉苁蓉各50g，巴戟天、杜仲、续断、鹿角胶、菟丝子、枸杞子各30g，熟附子、淫羊藿、肉桂各15g，蛤蚧1对，狗鞭1条，麻雀（剥净）4只，米酒3.5kg。

用法：将药浸泡入酒，50天后服，早晚各服15mL。每剂可以连浸2次左右。服完1剂为1个疗程，可以连服2～3个疗程。

功效：滋阴填精，温肾助阳。

按：依本方治疗12例，生育10例，无效2例（死精1例，精子畸形1例）。

十、五子衍宗丸

来源：《证治准绳·女科·胎前门》。

组成：菟丝子八两，五味子一两，枸杞子八两，覆盆子四两，车前子二两。

用法：蜜丸，每次6～9g，每日2～3次口服。临床应用可改为汤剂，水煎服，每日2次，各药剂量按比例酌减至汤剂常用量。

功效：温阳益肾，补精填髓，疏利肾气，种嗣衍宗。

主治：肾虚遗精，阳痿早泄，小便后淋沥不尽，精寒无子，闭经、带下稀薄，腰酸膝软，须发早白，夜尿增多，舌淡嫩苔薄，脉沉细软。

按：本方用菟丝子、枸杞子补肾温阳，配以车前子利水泄热为反佐，补中有泻，涩中有利。临床如见阴虚，加熟地黄、山茱萸、天门冬；阳虚，加肉苁蓉、鹿茸、肉桂、巴戟天；阴阳两虚，加鹿角、龟甲、枸杞子、人参；多尿，加桑螵蛸、益智仁；阳痿，加仙茅、淫羊藿、锁阳、狗肾、鹿鞭；遗精，加金樱子、芡实、莲须。临床常用于治疗肾虚不足、不孕不育症，以肾气不足、下元虚损引起的阳痿、早泄、不孕不育、苔薄舌淡嫩、脉沉细软为辨证要点。

十一、还少丹

来源：《洪氏集验方》。

组成：熟地黄、干山药、牛膝、枸杞子、山茱萸、茯苓、杜仲、远志、五味子、石菖蒲、楮实子、小茴香、巴戟天、肉苁蓉。

用法：炼蜜、枣肉为丸，如梧桐子大，每次服三十丸，温酒盐汤送服，每日三服，空腹服。

功效：补肾养心，益阴壮阳。

主治：精血虚损，心肾不足，症见腰膝酸软，失眠健忘，耳鸣目暗，肢体倦怠及未老先衰，遗精阳痿，小便混浊，舌淡，脉沉迟。

按：洪遵言久服本方："令人身体轻健，筋骨壮盛，怡悦难老。"本方使用地黄、杜仲、巴戟天、肉苁蓉等药物来补益肾精，同时搭配茯苓、山药、远志、石菖蒲、大枣来补益心脾。临床上用于治疗腰酸膝软、耳鸣目暗、肢体倦怠、健忘等症状。对于偏阴虚的情况，可以加入生地黄、玄参、麦冬；对于偏血虚的情况，可以加入当归、白芍、何首乌；对于脾胃不健的情况，可以加入人参、白术、谷芽、麦芽。临床研究表明，还少丹也可用于治疗糖尿病性腹泻、虚劳、睾酮缺乏等症。实验研究证实，还少丹能够预防和治疗脑细胞损伤，促进细胞的再生与修复，对脑缺血引起的记忆障碍有良好的改善作用。

十二、滋水清肝饮

来源：《医宗己任编·西塘感症》。

组成：熟地黄、山药、山茱萸、牡丹皮、茯苓、泽泻、白芍、山栀、酸枣仁、当归身、柴胡。

用法：炼蜜、枣肉为丸。每服 6~9g，每日 2 次。

用法：水煎服，每日 2 次。原始剂量缺，按常规剂量酌定。

功效：滋阴养血，清热疏肝。

主治：阴虚肝郁。症见胸胁胀痛，耳聋耳鸣，腰膝酸软，口干口苦，大便干结，头目眩晕，骨蒸盗汗，视物模糊，遗精梦泄，舌红苔少，脉弦细。

按：本方是在六味地黄丸的基础上加味化裁而来。方中"三补三泻"滋补肝肾，填精益髓；配以白芍、柴胡、当归、栀子、酸枣仁疏肝养血，清热敛阴，共奏滋补肝肾、清热疏肝凉血之效。主要用于治疗肾阴亏虚、肝郁肝热之证。临床应用以肾虚耳鸣，听力减退，腰膝酸软，咽痛口干，口苦胁痛，大便干结，舌红少苔，脉象细弦或细数等为辨证要点。

十三、交泰丸

来源：《韩氏医通》。

组成：川黄连、肉桂心。

用法：上为末，炼蜜为丸，空腹淡盐汤送下。

功效：交通心肾，清火安神。

主治：主治心火偏亢，心肾不交，心悸怔忡，失眠，口舌生疮，脉细数。

按：本方清心降火除烦；轻用肉桂补火助阳，重用黄连引火归原。两药配伍，清中有温，以清为主，使寒而不遏，降心助肾，重在清心降火，相反相成，使心肾相交，水火既济，则心肾自安，不寐自除。临床常用于心火亢盛、肾阳虚弱诸证。阴虚火旺的失眠不宜单独使用。临床报道本方可用于抑郁症、糖尿病视网膜病变、皮肤病、神经症、口腔疾病等属于心火亢盛、肾阳虚弱诸证。实验研究表明，本方有抗抑郁、镇静安神、增加耐缺氧能力、增加冠脉流量及改善急性心肌缺血、抗心律失常、降血糖等作用。

十四、精神药酒方

来源：《龚志贤临床经验集》。

组成：枸杞子30g，熟地黄15g，红参15g，淫羊藿15g，沙苑蒺藜25g，母丁香10g，沉香5g，荔枝核12g，炒远志3g。

用法：用白酒1000g，加冰糖250g，浸泡上药1个月即可。每晚服20mL，分数十口缓缓饮下。少年、幼年禁服。

功效：补肾助阳，暖肾温精。

主治：男子阳虚精冷不育。

龚志贤按：治男子阳虚精冷不育之证极效。曾用此药酒治男子因肾阳虚精冷不育者十余例，服本药一至二料泡酒后皆生育。

十五、延寿获嗣酒

来源：《惠直堂经验方·种子门》。

组成：生地黄 360g（酒浸一宿，切片，用益智仁 60g 同蒸一炷香，去益智仁），覆盆子（酒浸一宿，炒）、山药（炒）、芡实（炒）、茯神（去木）、柏子仁（去油）、沙苑子（酒浸）、山茱萸（酒浸）、肉苁蓉（去甲）、麦冬（去心）、牛膝各 120g，鹿茸 1 对（酥炙）。

用法：上药用烧酒 12500g，无灰酒 5000g，白酒 2500g，龙眼肉 250g，核桃肉 250g，同入缸内，重汤煮七炷香，埋土七日取起，勿令泄气。每晚男女各饮四五杯，勿令醉，至百日后，健旺无比。忌房事月余。

功效：滋阴温阳，填精益髓。

评介：生地黄具有提高免疫力、抗炎、降温、保肝、降糖、补血、抗衰老等药理作用。益智仁具有抗利尿、提高免疫、抗氧化、抗衰老、抗菌、消炎等药理作用。覆盆子具有抗衰老、抗病毒、提高免疫、抗菌、抗肿瘤等药理作用，现代药理研究表明，覆盆子能够升高睾酮水平。山药具有降低血糖、提高机体免疫功能、增强小肠吸收功能等药理作用，现代药理研究表明，山药能有效延缓性腺衰退，调节脱氢表雄酮、雌二醇的合成及分泌。芡实具有改善肾功能、抗氧化、抗疲劳、延缓衰老等药理作用。茯神具有镇静、利尿、保肝、抗菌、抗肿瘤、降血糖、增强免疫力等药理作用。柏子仁具有镇静、增强睡眠等药理作用。沙苑子具有抗炎、降脂、降压、抑制血小板聚集、保肝、提高免疫力、镇痛、抗疲劳等药理作用。山茱萸具有降低血糖、增强免疫、利尿、降压、抗炎、抗氧化、增强免疫、保肝等药理作用。肉苁蓉具有提高免疫力、抗疲劳、抗衰老、美白养颜、调节内分泌、保肾、保肝、润肠通便等药理作用。麦冬具有保护中枢神经、心血管、免疫等系统的功能，还具有抗菌、抗炎等药理作用，且对生殖细胞遗传物质有保护的作用。牛膝具有增强免疫、保护心血管系统、抗菌、抗炎、保肝、保肾、降脂、保护神经等药理作用。鹿茸具有抗衰老、增强免疫、保肝、强精、壮阳等药理作用，现代药理研究表明，鹿茸能使腺垂体细胞的黄体生成素含量增多，且促进性腺或副性腺器官的生长发育。陶承熹按："延寿获嗣酒。此青城霍氏家传，能补真阴，或素性弱不耐风寒劳役，或思虑太过，致耗气血，或半身不遂，手足痿痹，或精元虚冷，久而不孕，及孕而多女，或频堕胎俱宜。服之能填精益髓，乌须明目，聪耳延年，男女俱可服。"

第二节　不育酒剂

一、补肾生精酒

配方：淫羊藿 500g，锁阳、巴戟天、黄芪、熟地黄各 250g，枣皮、附片、肉桂、当归各 100g，肉苁蓉 210g，枸杞子、菟丝子、桑椹各 150g，韭菜子、车前子各 60g，甘草 110g。肾阳偏虚，精子数正常但存活率低者，重用黄芪、肉桂、附片，加党参、黄精、阳起石、仙茅、海狗肾、金樱子等；肾阴偏虚，精子数少，精液少，精子存活率基本正常者，重用熟地黄、枣皮、枸杞子、桑椹等，可加首乌、桑寄生、女贞子等。

制法：上药用60度白酒10kg浸泡7～15天，即可饮用。

用法：每天3次，每次25～50mL，饭前饮，用菜送下。

功效：补肾益精，滋阴壮阳，抗老延年。

适应范围：用于阳痿，精子减少症，精子成活率低，腰膝酸软，四肢无力，耳鸣眼花等。

注意事项：感冒发热、阴虚火旺、脾虚泄泻、胃肠湿热者不宜服。有胃病、肝病者慎用，不可饮用过多。

评介：此方引自《益寿方选》，为湖南省沅陵县中医医院医师刘明汉的经验方。

二、蛤蚧雄睾酒

配方：蛤蚧1只，蛤蚧睾丸2只，当归、淫羊藿、锁阳各20g。

制法：上药用陈米酒1000mL浸泡10～15天，即可饮用。

用法：每天早晚各饮1次，每次25～50mL。

功效：补肾壮阳，补肺定喘，补血强身，抗老延年。

适应范围：用于肾阳亏虚引起的阳痿，遗精，腰膝酸软，动则气喘，四肢无力，面色萎黄，神经衰弱等。

注意事项：阴虚阳亢、外感发热、咽喉肿痛、脾虚泄泻者不宜服。蛤蚧尾不得损伤。

评介：此方引自《益寿方选》，参考广西德保县酒厂配方配制。

三、健脾滋肾壮元酒

配方：杜仲（盐水炒断丝）26g，车前子（微炒）10g，广陈皮14g，怀山药33g，鹿茸1对（去毛切片）。

制法：上药盛装，用甜酒、烧酒各 2.5kg，煮约三炷香时间取出，以凉水泡一夜，即可取出酌饮。

用法：每天早晚各服 1 次，每次 25～30mL。

功效：补肾壮阳，益气健脾，抗老延年。

适应范围：用于肾阳亏虚、脾胃虚弱引起的阳痿、遗精、腰膝酸软、消化不良等。

注意事项：阴虚阳亢、外感发热、咽喉肿痛者不宜服。

评介：此方引自《益寿方选》，为清代宫廷秘方之一。

四、壮阳生精酒

配方：蛤蚧 1 对，胡桃肉、枸杞子、黄精、制首乌各 50g，淫羊藿、车前子、韭菜子各 30g。

制法：上药用米酒 1500mL 浸泡半个月，即可饮用。

用法：每天早晚各服 25～50mL。

功效：补肾壮阳，补血益精，益寿延年。

适应范围：用于肾阳亏虚，血不养精引起的阳痿、精子减少症、腰膝酸软、虚弱无力等。

注意事项：外感发热者不宜服。服药期间暂停房事，每月检验一次精液。性功能恢复、精子数量上升后，可同房，但不宜过频。

五、调补冲任酒

配方：淫羊藿、桑寄生、当归、熟地黄各 10g，白芍、桑椹、女贞子、阳起石各 15g，蛇床子 4.5g。女性行经腹痛、性欲淡漠者加鹿角霜、肉桂、紫石英，输卵管不通者加穿山甲（现已禁用）、皂角刺、路路通。

制法：上药用米酒 1000mL 浸泡，半个月后饮用。

用法：每天早晚各服 30～60mL。

功效：温阳补肾，调补冲任，调经养血。

适应范围：用于肾阳亏虚、冲任不调引起的性淡漠、不孕症、腰膝酸软、阳痿等。

注意事项：脾虚泄泻、外感发热者不宜服。不会饮酒或有其他病不能饮酒者，可改用汤剂治疗。

评介：此方引自《浙江中医杂志》。

六、强精药酒

配方：炒蜂房、淫羊藿、熟地黄、潼蒺藜、制首乌、制黄精各 15g，肉苁蓉、全当归、川续断、狗脊、锁阳、鹿角片（霜）各 10g。阳虚者加熟附片、肉桂各 10g；阴虚者加生地黄、玉竹、玄参各 15g；气虚者加党参 10g，炙黄芪 20g，怀山药 15g；肝郁者加柴胡、橘叶（核）各 10g，小茴香 5g；瘀血内阻者加莪术 15g，土鳖虫 10g，生牡蛎 30g；湿热下注者加知母、黄柏各 10g，车前子 15g；痰湿内阻者加苍术、白术、陈皮、厚朴各 10g。

制法：上药用米酒 1000mL 浸泡，半个月后饮用。

用法：每天早晚各服 30～50mL。3 个月为 1 个疗程，需服 1～2 个疗程。

功效：补肾壮阳，养血生精。

适应范围：用于肾阳亏虚、血不养精引起的阳痿、精液质量欠佳、不育等。

注意事项：外感发热、脾虚泄泻者不宜服。若不能饮酒或有其他病不能饮酒者，可改用汤剂治疗。此方对无精子症效果较差。

评介：此方引自《大众医学》，原方为汤剂。

七、理精药酒

配方：紫丹参、莪术、川牛膝、土鳖虫、当归尾各 12g，熟地黄、续断、狗脊、淫羊藿、肉苁蓉、鹿角霜各 15g，红枣 5 枚。肝经郁滞、睾丸坠胀者，加橘核、橘叶、荔枝核、小茴香；气虚证见睾丸下坠不收，神疲体倦者，加黄芪、党参、白术；阳虚证见形寒肢冷、睾丸处阴冷者，加熟附子、桂枝；阴虚火旺证见口干舌红、五心烦热者，加生地黄、白芍、炙鳖甲；湿热内蕴证见阴囊湿疹、痛痒，小便黄赤，舌苔黄腻者，加黄柏、车前子。

制法：上药用米酒 1000mL 浸泡，半个月后饮用。

用法：每天早晚各服 30～50mL。3 个月为 1 个疗程。

功效：活血化瘀，补肾益精。

适应范围：用于治疗精索静脉曲张引起的不育症。

注意事项：发热、腹泻者暂时停服。治疗期间应节制房事，戒烟酒，注意锻炼和补充营养。不会饮酒或有其他病不宜饮酒者，改用汤剂治疗。每月检查一次精液。

评介：此方引自《中国医药学报》。

八、加味五子衍宗酒

配方：菟丝子（蒸）、枸杞子各 240g，覆盆子 120g，五味子、沙苑子、韭菜子、车前子各 60g，海狗肾 30g，鹿茸 3g。

制法：上药用米酒 2000mL 浸泡，半个月后饮用。

用法：每天早晚各服 30~50mL。

功效：补肾壮阳，养血生精。

适应范围：用于肾阳亏虚引起的阳痿、精冷而薄、不育症。

注意事项：湿热蕴结者不宜服。不会饮酒或有其他病不能饮酒者，改用汤剂治疗。治疗期间禁行房事。

评介：此方从《本草补遗》中演化而来。

九、蛤蚧参茸酒

配方：蛤蚧 1 对，人参、肉苁蓉各 30g，巴戟天、桑螵蛸各 20g，鹿茸 6g。

制法：上药用白酒 2000mL 浸泡，密封，置阴凉干燥处，经常摇动，半个月后饮用。

用法：每天早晚空腹时各服 1 次，每次 20~30mL。有胃病者改在饭后服。药酒饮完后，药渣爆干研成细末，每日早晚用温开水送服 6g。

功效：补气壮阳，益精养血，强壮腰膝。

适应范围：用于元气亏虚，血不养精引起的阳痿，梦遗滑精，神疲气短，腰膝冷痛，女子宫寒不孕等。

注意事项：阴虚火旺者忌服。不能饮酒或有其他原因不宜饮酒者，可改用汤剂治疗。

评介：此方引自《滋补药酒精萃》，方中以人参、鹿茸、蛤蚧培补元气，益精养血；以巴戟天、桑螵蛸、肉苁蓉补肾壮阳，强壮腰膝；全方有补气养血、温肾壮阳、强壮腰膝之功。从西医学角度看，方中鹿茸、蛤蚧、肉苁蓉、巴戟天对性功能都有一定的调节作用。可以提高人体各器官的功能，防止病毒入侵，增强人体抗氧化能力，加快身体内脂质代谢，具有延缓衰老，增加皮肤弹性，清除体内自由基的作用。《浙江中医杂志》1983年报道，用鹿茸注射液在气海、关元、中极、曲骨、足三里等穴位作穴位注射治疗阳痿42例，隔日一次，一次为1个疗程，有效39例，有效率达92.8%。

十、固本遐龄酒

配方：当归、巴戟天、肉苁蓉、杜仲、人参、沉香、小茴香、补骨脂、石菖蒲、青盐、木通、山茱萸、石斛、天门冬、熟地黄、陈皮、狗脊、菟丝子、牛膝、酸枣仁、覆盆子、远志各30g，神曲、虎胫骨（现已禁用）、生姜汁各60g，砂仁、大茴香、益智仁、乳香各15g，白豆蔻、木香各10g，川椒20g，淫羊藿、山药汁、炼蜜各120g，大枣300g，糯米500g。

制法：上各根据制为末，糯米、枣肉、黏饭同姜汁、山药汁、炼蜜四两和成块，分为四块，四绢袋盛之，入酒坛内浸二十一日。取出趁热服用，早晚各饮一二盏。数日见效。

用法：每日早晚各服20～30mL。

功效：调气血，补肝肾，健脾胃，强腰膝，益精髓，抗老延年。

适应范围：用于气血两虚、肝肾虚损所致的阳痿，腰膝酸软，目暗耳鸣，神疲乏力，精子缺乏症等。

注意事项：外感发热、阴虚内热者忌服。

评介：本方引自《万病回春》，方中当归、人参补益气血；巴戟天、肉苁蓉、杜仲、补骨脂、狗脊、牛膝、淫羊藿补肾壮阳，强筋健骨。山茱萸、菟丝子、覆盆子配合加强补肾之功，并收敛固涩，防止肾精外泄；沉香温肾纳气，调整气机，合并乳香、木香行气行血，运输精微，使之输布全身；小茴香、生姜、砂仁与白豆蔻、川椒温中散寒，可以治疗虚寒引起的腹痛等。石斛、天门冬、熟地黄滋补肾阴，与山药配伍加强功效，固护肾精；石菖蒲、酸枣仁与远志养心安神，心肾同治；青盐、木通苦寒，制约补阳药温燥之性。陈皮、神曲配伍，与石菖蒲共奏健脾之效，运化脾胃，防治补益药物过于滋腻。现代研究发现，人参多糖可提高 SOD 等抗氧化酶活性，可以延缓衰老；当归可促进肠道益生菌嗜酸乳杆菌的增殖；杜仲可以加强人体细胞物质代谢，降低体内脂肪，恢复血管弹性等功效；牛膝具有消炎镇痛、抑菌等功能，实验表明，牛膝多糖能明显增加小鼠血清溶血素水平和抗体形成细胞数量。

十一、海狗肾酒

配方：海狗肾 60g，白酒 500g。

制法：将海狗肾捣烂，装入细布袋中，扎紧袋口，置于洁净的宽口瓶或瓦罐中，倒入白酒，密封，置于避光干燥处。经常摇动，7 日后饮用。

用法：每天早晚各服 20～30mL。

功效：温补下元，暖肾壮阳，益精髓。

适应范围：用于肾阳衰弱引起的阳痿、宫冷不孕、小腹冷痛、腰膝酸痛等。

注意事项：阴虚火旺、骨蒸潮热、性欲亢盛者不宜服。

评介：本方引自《调疾饮食辨》。

十二、海马酒

配方：海马 2 只，白酒 500g。

制法：将海马捣碎，放入洁净的瓶中，倒入白酒，密封。经常摇动，14 日后饮用。

用法：每日早晚各服 20～30mL。

功效：补肾壮阳。

适应范围：用于肾阳虚引起的阳痿、夜尿频数、白带多而清稀者。

注意事项：外感发热、阴虚内热、脾胃虚弱、孕妇忌服。

评介：本方引自《食物与治病》。海马可强壮身体，补肾壮阳，疏肝理气，其味咸、甘，温，归肝经和肾经，其作用主要是补肾壮阳，活血散结，消肿止痛，为补肾壮阳要药，对肾虚阳痿、夜尿频数有较好疗效。现代药理研究表明，海马具有性激素样作用。

第五章　不育现代诊疗技术及研究思路

以常德贵教授为首的川派男科团队，通过创新性地探索男性不育症机制、辨证施治，并结合临床研究观察疗效，进一步从基础研究中挖掘其作用机制，最终将研究成果转化为临床实践，形成了一个闭环的临床－基础－成果－临床的研究链模式。

第一节　临床研究

将受试者按照随机数字表法分为治疗组（30 例）和对照组（31 例），分别口服增精 1 号胶囊和五子衍宗丸。在服药前和服药 3 个月后，采用改良的巴氏染色法染色后，使用 WLJY－9000 伟力彩色精子质检计算机辅助精液分析系统（CASA）检测精子密度、活力和形态变化。结果显示，增精 1 号胶囊治疗组的精子密度和活力明显提高（$P < 0.01$），精子畸形率降低（$P < 0.01$），且优于五子衍宗丸对照组（$P < 0.01$）。因此得出结论：增精 1 号胶囊可以改善少精子症患者的精子密度、活力，并降低精子畸形率。

第二节　基础研究

1. 基于 miR－34c/ATF1/ERK 信号通路，探讨补肾活血法对少弱精子症生精细胞凋亡机制的干预研究。

2. 基于支持细胞 Toll 样信号通路，研究不育症"久病入络"机制。

3. 基于"肾藏精，主生殖"理论，从 GDNF 信号途径研究补肾活血中药对支持细胞 – 精原干细胞间通讯调控的分子机制。

4. 基于表观遗传学，探讨益肾通络方对苯并（a）芘致生精细胞 DNA 损伤的防护机制。

第三节　制剂研究

1. 强精片修复血睾屏障损伤的 RTK – PI3K／Akt – mTOR 信号转导机制研究。

2. 基于 MAPK 通路对睾丸支持细胞的影响探讨强精片改善弱精子症大鼠精子质量的研究。

第四节　相关学术思想与成果

一、"补肾活血祛湿"中药对于不育的改善

（一）修复生精细胞损伤

"补肾活血祛湿"中药在改善睾丸生精功能方面发挥作用，其机制主要在于抑制细胞凋亡以修复生精细胞损伤。

生精细胞是男性睾丸中产生精子的重要细胞，其经过一系列分化后最终生成成熟的精子。然而，生精细胞凋亡也是机体清除过量

及缺陷生精细胞的正常生理途径。因此，在精子发生的不同阶段中，由于局部或外源性因素的影响都可能导致生精细胞凋亡，其病理状态下的过度凋亡会导致少、弱精子症的发生。研究发现，Fas/FasL 系统是介导哺乳动物睾丸生精细胞凋亡的主要途径，由人类生殖细胞表面表达的凋亡蛋白 Fas 与支持细胞表面表达的 Fas 受体 FasL 协调作用调控了凋亡的程度。尤其是不育症生精障碍患者 Fas 蛋白表达明显增加，由 Fas 蛋白表达增加的精子数量高达 50%，而正常生育男性 Fas 阳性精子比例相对较少。因此，应用"补肾活血祛湿"中药可抑制细胞凋亡，修复生精细胞的损伤，改善睾丸结构，提高生殖功能。

（二）调节睾丸支持细胞功能

"补肾活血祛湿"中药通过作用于支持细胞信号转导途径，修复睾丸支持细胞炎症损伤，调节血睾屏障功能。

从血睾屏障角度着手，睾丸支持细胞是睾丸内唯一与生精细胞接触的体细胞，为生精细胞提供结构支架和营养，合成、分泌多种化学物质，构成血睾屏障进而形成生精微环境，影响生精细胞的增殖、分化及精子发生的局部调控。目前已证实微环境中由支持细胞介导产生的细胞因子能对生精细胞形成二次损伤，从而进一步损伤生精功能。现代研究显示多种原因引起生精微环境紊乱导致生精小管内"气血瘀滞"，与"久病入络、久病成瘀"理论相一致，运用补肾活血祛湿治疗本病亦取得满意疗效。

研究团队以支持细胞及 Toll 样信号通路为切入点，用"补肾活血祛湿"中药对弱生精环境下小鼠及体外支持细胞培养株进行干预，分析支持细胞病理、细胞因子改变及 Toll 样信号通路中 MYD88、TRAF6、TAK1、NF－κB（AP1）等指标的变化。研究发现"补肾活血祛湿"中药能改善少弱精子症大鼠的生殖功能，增加精子数量，提高 LH、T 水平，降低 FSH、E_2 水平，降低 TLR4、MYD88 表达，升高 TRAF6mRNA 表达。"补肾活血祛湿"中药对睾丸支持细胞相关炎性细胞因子 IL－1β、TNF－α 的分泌具有抑制作用。

二、开发制剂

基于前期理论和机制研究，常德贵教授团队先后研发了一系列中药制剂，包括强精片、益肾通络方、强精煎、水益黄胶囊、增精颗粒、通关胶囊等，并广泛应用于临床实践，效果显著。

（一）开发修复生精细胞损伤中药制剂——强精片、强精煎

针对生精细胞损伤这一不育症生精障碍的机制之一，常德贵教授团队通过多年的临床筛选，开发了强精片等院内制剂。这些制剂的处方由人参、当归、枸杞子、菟丝子、车前子、淫羊藿、仙茅、益母草等组成，具有"阴阳气血并调、肝脾肾兼顾；补中有通、补中有清"的作用。这些制剂已经在临床上使用了近 20 年，年均使用约 12000 人次，年均销售约 20000 瓶。通过随机对照方法进行临床研究，结果显示强精片可以有效降低不育症生精患者精子的 DNA 碎片率和精子核蛋白不成熟度，同时增加了 ICSI 受精率。基础实验显示强精片对大鼠生精细胞损伤具有保护作用，进一步实验表明，强精片可以抑制大鼠睾丸曲细精管生精细胞的凋亡，上调了抑制凋

亡基因 Bcl-2 的表达，下调了促凋亡基因 Bax、Fas、FasL 的表达，通过抑制凋亡改善了生精细胞的损伤。

强精煎是经过长期临床实践总结出来的治疗不育症生精障碍的有效验方。该方由菟丝子、枸杞子、五味子、益母草、夏枯草、紫河车、鹿角霜、黄芪、当归、川续断、党参、牡蛎、神曲、萆薢、薏苡仁等药物组成，具有补肾健脾、活血养血、清热利湿的作用，共同发挥生精强精的功效。常德贵教授团队的前期实验研究发现，强精煎中的药物通过拮抗氧化损伤，保护睾丸的生精功能。这种抗氧化治疗思路为中医药治疗男性不育症提供了新的方法和途径。

（二）开发调节睾丸支持细胞功能中药制剂——水益黄胶囊、益肾通络方

睾丸支持细胞对生精细胞起着支撑和滋养作用，合成和分泌多种化学物质，构成血睾屏障，影响生精细胞的增殖、分化和精子形成。常德贵教授团队以氧化应激损伤导致的血睾屏障（BTB）为研究对象，使用环磷酰胺（CTX）制作 SD 大鼠 BTB 损伤模型，并采用水益黄胶囊进行干预治疗（水益黄胶囊的成分包括水蛭、益母草和黄柏）。研究结果显示，水益黄胶囊可以降低睾丸组织的 MD 水平，增加 SOD 水平，下调 p38 蛋白的表达水平，上调 Occludin、Zo-1、F-actin 蛋白的表达水平，同时增加精子数量。这表明水益黄胶囊可能通过降低睾丸的氧化应激程度，抑制 p38MAPK 信号通路，恢复 BTB 相关蛋白的表达功能，修复受损的 BTB，改善精液质量。

常德贵教授团队以"补肾益气，活血通络"为治疗原则，开发了益肾通络方。该方由熟地黄、菟丝子、淫羊藿、黄芪、丹参、川牛膝、烫水蛭等药物组成。研究发现，在益肾通络方灌胃后，睾丸支持细胞的紧密连接蛋白 Occludin、Claudin－11、Claudin－3 的表达量增加，提示益肾通络方可以修复睾丸支持细胞。

（三）开发改善生精微环境的中药制剂——益坎胶囊、龟鹿填精胶囊

生精炎性微环境的形成可引起生精功能障碍。针对不育症生精微环境紊乱，常德贵教授团队开发了益坎胶囊和龟鹿填精胶囊系列中药制剂。益坎胶囊和龟鹿填精胶囊由成都中医药大学附属医院生产，研究表明它们在调控生精微环境炎症中起到重要作用。生精障碍患者睾丸局部的炎性病变导致生精环境中细胞因子如 IL－1、IL－6、TNF－α 的浓度升高，干扰睾丸功能，导致生精功能受损，暂时或永久不育。益坎胶囊的主要成分包括蜈蚣、当归、白芍、川芎、柴胡、牛膝等，研究发现益坎胶囊中的药物血清可以显著抑制 Sertoli 细胞分泌的 IL－1β、TNF－α，改善睾丸的生精微环境。高脂饮食诱导的肥胖小鼠出现睾丸缩小和精子数量减少，破坏了小鼠的生精微环境。研究发现龟鹿填精胶囊可以通过调节 clusterin 和 resistin 抑制小鼠睾丸间质细胞分泌的睾酮以及支持细胞分泌的 AMH、GDNF、INH，从而改善小鼠的生精微环境。

三、确立了少弱精症的主要病机为肾虚、血瘀、湿热

常德贵教授自 1995 年开始研究男性不育少弱精症，并根据文献检索，筛选出增精 1 号、增精 2 号、增精 3 号处方。经过临床实

践，确定了增精 1 号处方，并通过剂型改革，从散剂到口服液，最终形成目前使用的增精 1 号片剂。常教授申报院内制剂强精片（原名为增精 1 号），并采用随机对照研究"增精 1 号胶囊对少精子症患者精子的动态及形态的影响"，证实了增精 1 号胶囊在改善少精子症患者精子的密度、活力，降低精子畸形率方面均优于传统的经典方药五子衍宗丸。实验表明，增精颗粒作用于睾丸附睾具有改善精子质量的作用，为中医药治疗睾丸附睾功能性不育提供了依据，并探讨补肾药治疗少弱精子症的机制。

针对精液迟缓液化症，常德贵教授以"活血化瘀、清热化痰"为基本治法，并制成院内制剂溶精胶囊。通过"治疗精液迟缓液化致不育 60 例临床观察"，临床研究表明，治疗后液化时间明显缩短，精子活力、活率明显提高，总有效率高达 86.67%。并对该制剂从精浆纤溶酶系统及蛋白水解酶系统的角度，进行了生化酶学研究，最终确定了少弱精症的主要病机为肾虚、血瘀、湿热。

四、调查研究成都地区男性不育症中医证型分布

通过对 2017 年 1 至 12 月在成都中医药大学附属医院及成都中医药大学附属生殖妇幼医院门诊及住院部就诊的 500 例男性不育症患者进行收集，根据患者的中医四诊情况进行辨证分型，分析并总结其证型的分布特点。结果显示：①男性不育症患者的基本特征分布存在差异：对这 500 例患者的调查分析发现，在性交频次、体质量指数、泌尿系感染史、睾丸体积、睾丸质地、输精管、精索静脉曲张等方面，存在显著差异（$P < 0.05$）。②男性不育患者的症型分布结果如下：无法辨别证型的有 115 例（23.0%）；肾阳不足型

有 109 例（21.8%）；肾精亏损型有 36 例（7.2%）；肾阳不足兼肝气郁结型有 30 例（6.0%）；肾阳不足兼脾虚湿盛型有 30 例（6.0%）；肾阴亏虚型有 28 例，占 5.6%；其他证型共 152 例，其中包括脾虚湿盛型 20 例（4.0%），肝气郁结型、痰湿内阻型、肾阳不足兼肾精亏损型均为 19 例（3.8%）；湿热下注型 16 例（3.2%）；肾阴亏虚兼肾阳不足型 11 例（2.2%）；气滞血瘀型 10 例（2.0%）；其余证型有 38 例（7.6%）。综上所述，成都地区男性不育患者的中医证型主要以独立证型为主，其中以肾阳不足型最为常见，复合证型以肾阳不足兼肝气郁结型和肾阳不足兼脾虚湿盛型较为突出，这些结果可为该地区男性不育症的中医治疗提供参考。

五、提出男性不育症病证结合诊治策略与研究实践

现代中西医结合病证结合的重要标志之一，是在继承传统中医学辨证论治基础上，结合现代科技手段阐明病证传变规律，力求更完整、更准确地阐明"病""证"的物质基础。因此，微观辨证是体现不育症病证结合的重要手段。

（一）弱精子症

根据"阳化气，阴成形"理论，弱精子症主要归因于阳气生化不足，特别是肾阳温煦生化精子失职，导致精冷精薄之弱精。同时，阳化气与阴成形相互影响，阳化气不足导致阴成形过盛，致使邪气产生，特别是阴性的湿邪趋下，郁久化热，夹热下行而扰乱精室，伤及精子，导致精子活动力减弱。治法应以温阳补肾为基础，

兼以清热利湿，益气活血通络。常德贵教授临床自拟壮精汤（仙茅、韭菜子、淫羊藿、肉苁蓉、刺蒺藜、蛇床子、山药、枸杞子、杜仲、车前子、巴戟天等）温补肾阳，强精助孕，临床研究发现其可改善弱精子症患者前向运动精子活动率、快速前向运动精子活动率及精子 DNA 碎片率，同时能显著改善患者的中医证候。

（二）少精子症

肾气包含肾阴和肾阳两个方面，"阳化气，阴成形"理论认为阳气可化生物质，阴则主静而凝聚促成形。肾阴是精液产生的物质基础，如果先天真阴不足或后天流失，则会导致精子成形不足，形成少精子症。治疗方面，滋阴类药物如枸杞子、覆盆子、五味子、麦冬、天冬、石斛等常用。同时，常德贵教授强调肾、脾、肝三脏同调，补肾生精，调肝健脾，常用药物包括党参、菟丝子、枸杞子、蜜甘草、山药、熟地黄、山茱萸等。对于阴阳两虚者，可加仙茅、淫羊藿、巴戟天、肉苁蓉等药物，在滋阴的基础上得到阳气的助益，从而实现生化无穷。对于湿热痰浊者，则可加用车前子、黄柏、黄连、苍术等药物；对于血瘀者，则可用丹参、红花、赤芍等药物。基于"阴成形"理论，强精片是一种填精治疗药物，以滋阴补肾、恢复"阴成形"功能为主要作用，显著改善少精子症患者的精子密度、活力，并降低精子畸形率。此外，研究还发现强精片可降低睾丸内 FasL 凋亡因子表达，逆转凋亡过程，提高精子浓度，改善睾丸结构，提高生殖功能。

（三）畸形精子症

精子的成形与肾精、肾气、气化密切相关。阳化气，阴成形，形由先天之精与无形之气变化而来，气为阳，主司机体气化功能，能将后天水谷之气演化为精，同时又能推动阴成形。畸形精子属于形不足的范畴，精气不足是畸形精子症发生的根本原因。《素问·阴阳应象大论》曰："形不足者，温之以气；精不足者，补之以味"。常德贵教授以"温之以气"阐释畸形精子症，并以甘温、气薄味厚之药治疗畸形精子症，疗效明显。例如，采用五子衍宗丸加丹参、红花、红藤作为治疗基础方，随症加减。还可以采用补肾养阴法治疗，用自拟的养精汤治疗肾阴亏虚型畸形精子症患者，发现精子正常形态比例、精子 DNA 碎片率及中医证候评分明显提高。

（四）无精子症

肾是天生之本，是发育生殖之源。肾精不足则生殖之精生化无源，可致无精。同时血瘀被认为是无精子症发生的重要病理因素，素有"虚而致瘀"的说法。如果肾阳不足或肾精亏虚长时间存在，会产生瘀血，导致精亏血少且血行缓滞，进而影响精室中正常发育和成熟的内环境稳定。因此，常德贵提出该病以肾精不足为本、瘀血停滞为标，治疗上应采用补肾活血法为主。其中，自拟的生精汤（熟地黄、党参、山茱萸、菟丝子、枸杞子、五味子、覆盆子、当归、红花、桃仁、益母草）能够补脾益肾，固精养血，活血化瘀，有效改善肾虚血瘀型无精子症患者睾丸曲细精管的生精功能，提高睾丸内精子质量及卵胞浆内单精子显微注射的受精率。

（五）免疫性不育

机体免疫功能异常可能导致正常生殖活动的紊乱，进而引发免疫性不育。体内产生抗精子抗体会影响精子的运动、顶体反应、获能和受精能力。常德贵教授认为，免疫性不育大多与人体正气不足有关。外因如泌尿生殖系统感染、损伤、梗阻、精索静脉曲张等因素，会破坏人体正常的免疫屏障，符合湿热和瘀血的辨证。故常德贵教授团队提出该病主要病机是正虚邪实，治疗应扶正祛邪。扶正强调调补肝肾，选用左归丸进行化裁；祛邪则需重视湿热和瘀血。对于湿热内蕴者，可先采用清热利湿方法，可选用加味四妙散进行化裁；对于血瘀较重者，则当以活血祛瘀为主，可使用桃红四物汤合失笑散化裁。

（六）精液不液化症

精液不液化症表现为精液液化时间延长，黏稠度增高，甚至凝集成块，如同血液凝固一般。本病的发生与瘀血和湿气密切相关。通过中医类比的方法，常德贵教授团队认为血瘀则影响精液，瘀积于精室，肾精被瘀血所阻，凝而不能散，导致精液流动缓慢无法液化。故常德贵教授提出以滋阴益肾、消痰破瘀为主的治疗方法。同时，采用补阳还五汤加减补气活血，血府逐瘀汤加减理气活血，少腹逐瘀汤加减祛寒活血，或用萆薢分清饮加减祛湿活血。

附　录

不育症常用方剂

二　画

十子丸(《济阳纲目·种子》)

组成：槐子（蒸七次）、覆盆子、枸杞子、桑椹、冬青（二味共蒸）、没石子、菟丝子、蛇床子、五味子、柏子仁。

功效：填精补髓，调和阴阳。

用法：上为末，炼蜜丸如桐子大，每服五十丸，空心盐汤下，以干物压之。如女血不足，去柏子，加香附、川芎、当归、生地黄、熟地黄。如酒色过度，不能生育，加鹿角霜、巴戟、山茱萸、生地黄、枳壳、黄柏、何首乌。

七子散(《备急千金要方》)

组成：五味子、钟乳粉、牡荆子、菟丝子、车前子、蕲葵子、石斛、干地黄、薯蓣、杜仲、鹿茸、远志、附子（炮）、蛇床子、川芎、山茱萸、天雄、人参、茯苓、黄牛膝、桂心、苁蓉、巴戟天。

功效：温肾助阳，健脾益气，补益精血。

用法：上二十四味，治下筛，酒服方寸匕，日二，不知增至二匕，以知为度，禁如药法。不能酒者，蜜和丸服亦得。一方加覆盆子。

三　画

三才封髓丹(《卫生宝鉴·下焦热》)

组成：熟地黄、人参、天门冬、黄柏、砂仁、肉苁蓉、甘草。

功效：降心火，益肾水。滋阴养血，润补下燥。

用法：上六味为末，面糊丸如桐子大，每服五十丸。苁蓉半两切作片子，酒一盏，浸一宿。次日煎三四沸，去渣，空心食前送下。

三甲复脉汤(《温病条辨》)

组成：炙甘草、麻仁、生白芍、阿胶、生牡蛎、生鳖甲、生龟甲、干地黄、麦冬。

功效：滋阴复脉，固精止遗。

用法：水煎服。

三神丸(《临证指南医案》)

组成：五味子、补骨脂、肉豆蔻。

功效：温补肾阳，收涩止痢。

用法：空心每服5丸，水送下，口服。

大五补丸(《济阴纲目·求子门》)

组成：天门冬（去心）、麦门冬（去心）、石菖蒲、茯苓、人参、益智仁、枸杞子、地骨皮、远志肉、熟地黄（各等分）。

功效：滋阴养血安神。

用法：上为细末，炼蜜丸如桐子大，每服三十丸，空心酒下。服本方数服后，以七宣丸泄之。

千金种子方（一名芡实丸）（《济阳纲目·种子》）

组成：沙苑蒺藜（微炒）、莲花蕊（金色者佳）、山茱萸（去核）、覆盆子（去蒂心，微炒）、芡实（去壳）、龙骨（五花者佳，入砂罐内煅红，淬童便凡七次，挂井底出火毒，或埋地中半月亦可，一方无此味）。

功效：益肾固精，涩精止遗。

用法：上各为细末，炼蜜丸如桐子大，每服六七十丸，空心盐汤或莲肉煎汤下，须忌房事三十日，愈久愈妙。如觉精气太秘，将交感之日，其早先以车前子一合。此方不问阴虚阳虚，皆可通用。

四　画

天王补心丹（《先醒斋医学广笔记·虚弱》）

组成：人参、山药、麦门冬（去心）、当归身（酒洗）、生地黄、天门冬（去心）、丹参（去黄皮）、百部（去芦土）、白茯神（去粗皮）、石菖蒲（去毛）、柏子仁（去油者佳）、甘草（长流水润炙）、北五味子（去枯者）、杜仲、远志、白茯苓。

功效：宁心保神，益气固精，壮力强志。

用法：净末，炼蜜丸如弹，重一钱，朱砂研极细为衣。食远临卧时嚼化，后饮灯心汤一小杯。

五子衍宗丸(《济阳纲目·种子》)

组成:枸杞子、菟丝子、五味子、覆盆子、车前子。惯遗精者,去车前,加韭子。

功效:填精补髓,疏利肾气。

用法:上为末,炼蜜丸,如桐子大,每空心九十丸,临卧五十丸,淡盐汤下,冬月温酒下。

五子衍宗丸(《摄生众妙方·子嗣门》)

组成:甘杞子、菟丝子、辽五味子、覆盆子、车前子。

功效:补肾益精。

用法:上各药俱择地道精新者,焙晒干,共为细末,炼蜜丸梧桐子大。每服空心九十丸,上床时五十丸,白沸汤或盐汤送下。冬月用温酒送下。修合日:春取丙丁巳午;夏取戊己辰戌丑未;秋取壬癸亥子;冬取甲乙寅卯。忌师尼、鳏寡之人及鸡犬六畜见之。

五子衍宗丸(《证治准绳·女科·胎前门》)

组成:菟丝子八两,五味子一两,枸杞子八两,覆盆子四两,车前子二两。

功效:温阳益肾,补精填髓,疏利肾气,种嗣衍宗。

用法:蜜丸,每次6~9g,每日2~3次口服。临床应用可改为汤剂,水煎服,每日2次,各药剂量按比例酌减至汤剂常用量。

壬子丸(《济阴纲目·求子门》)

组成:吴茱萸、白及、白茯苓、白蔹、人参、桂心、没药、乳香、川牛膝、厚朴、当归、石菖蒲、白附子（炮，去皮）。

功效：暖肾助阳，滋阴补气。

用法：上为细末，炼蜜丸如桐子大，每服三四十丸，温酒或盐汤下，日进三服。用壬子日，鸡犬不闻之处修合。有孕毋服，无夫妇人不可服（以水旺之日，而和温热之药，其意欲求既济之法也，而白及、白薇之用何居）。

长春广嗣丹（《医方考·广嗣门》）

组成：人参（去芦）、天门冬（去心）、当归（酒洗）、泽泻（去毛）、山茱萸（去核）、石菖蒲（炒）、赤石脂、五味子（去梗）、覆盆子（去萼）、白茯苓、车前子、广木香、柏子仁、山药（姜汁炒）、川巴戟（去心）、川椒（去目与梗及闭口者，炒出汗）、川牛膝（去芦，酒洗）、生地黄、熟地黄、地骨皮（去木与土）、杜仲、远志（去芦，甘草汤泡，去心）、肉苁蓉（酒洗，去心膜，晒干）、枸杞子、菟丝子（酒洗，去土，仍用酒蒸，捣饼晒干）。

功效：补肺养心，健脾和胃，补益肝肾，调和脏腑。

用法：上药二十五味，炼蜜作丸，梧子大，每服三十丸，日三。

长春广嗣丹（《济阳纲目》）

组成：人参（去芦）、天门冬（去心）、当归（酒洗）、山茱萸（去核）、泽泻（去毛）、石菖蒲（炒）、赤石脂、五味子（去梗）、覆盆子（去萼）、白茯苓、车前子、广木香、柏子仁、山药（姜汁炒）、川椒（去目及闭口者，炒出汗）、川巴戟（去心）、川牛膝（酒洗）、生地黄（酒洗）、熟地黄、地骨皮、杜仲、远志（去心）、肉苁蓉（酒洗，出心膜）、枸杞子、菟丝子（酒洗去土，仍用酒蒸捣饼，晒干）。

功效：补肺养心，健脾和胃，补益肝肾，调和脏腑。

用法：上为末，炼蜜丸，如桐子大，每服三十丸，盐汤、酒任下，日三服。

乌须种子方（《广嗣纪要》）

组成：白茯苓、黄芪、肉苁蓉、人参、甘枸杞子、破故纸、何首乌、秋石。

功效：男子壮筋骨，生心血，乌须发，明目固精；女人滋颜色，暖子宫，调经气。

用法：人乳半斤，煮茯苓如前。将制过茯苓总入石臼内，捣为细末，用米筛筛过，上甑蒸热，众手为丸，如梧桐子大。生子者，每日早晚一服，每服四十丸，盐汤送下，乌须明目，用滚白汤送下。忌烧酒、犬肉。

六味地黄丸（《小儿药证直诀》）

组成：熟地黄、山茱萸（制）、牡丹皮、山药、茯苓、泽泻。

功效：补肾滋阴益精。

用法：上为末，炼蜜为丸，如梧子大，空心温水化下三丸（现代用法：蜜丸，每服9g，日2~3次；亦可作汤剂，水煎）。

巴戟丸（《太平圣惠方》）

组成：巴戟天、肉苁蓉、石斛、鹿茸、山茱萸、覆盆子。

功效：补火助阳，益精强腰。

用法：上药为末，炼蜜和捣三百杵，丸如桐子大。每服二十丸，渐加至三十丸，空心，以盐汤下温酒下亦得。

五　画

玉池汤(《四圣心源·劳伤解·精遗》)

组成：桂枝、茯苓、甘草、芍药、龙骨、牡蛎、附子、砂仁。

功效：疏肝解郁，利湿健脾，温肾止遗。

用法：水煎大半杯，温服。

石刻安肾丸(《古今医统大全·虚损门》)

组成：青盐、鹿茸、柏子仁、石斛、附子、川乌、巴戟天、肉桂、菟丝子、肉苁蓉、韭菜子、胡芦巴、杜仲、破故纸、山茱萸、远志、赤石脂、茯苓、茯神、小茴香（炒）、苍术、川楝子、川椒、怀山药。

功效：壮阳益肾，强筋壮骨，生血驻颜，扶老资寿。

用法：上药共为细末，将怀药酒煮，青盐化水和糊，打丸。每服三钱，空心淡盐汤送下。

平火散(《辨证录》)

组成：熟地黄、玄参、麦冬、生地黄、牡丹皮、山药、金钗石斛、沙参。

功效：滋补肾水，养阴平火。

用法：水煎服。连服十剂，精不过热，与妇女交接，便可受胎，且庆永安也。

生地黄益母草方(《临证指南医案》)

组成：生地黄、益母草、女贞子、阿胶、琥珀、稽豆皮。

功效：清热利湿，祛浊通淋。

用法：水煎服，中病即止。

生阴壮髓丹(《石室秘录》)

组成：玄参、麦冬、熟地黄、山茱萸。

功效：滋肾养阴壮骨髓。

用法：水煎服。

生髓育麟丹(《辨证录》)

组成：人参、山茱萸、熟地黄、桑椹、鹿茸、龟胶、鱼鳔、菟丝子、山药、当归、麦冬、北五味子、肉苁蓉、人胞、柏子仁、枸杞子。

功效：益精填髓，生精种子。

用法：各为细末，蜜捣成丸。每日早晚时用白滚水送下五钱。服三月，精多且阳亦坚，安有不种子者哉。

白通加猪胆汁汤加减(《临证指南医案》)

组成：阿胶、鲜地黄、黑元参、鲜石菖蒲、川黄连，冲童子小便半盏。

功效：护养下焦。

用法：原文缺如。

玄牝太极丸(《济阳纲目·种子》)

组成：苍术（用盐水、酒、醋、米泔各浸炒一两，补脾）、当归、熟地黄（补血）、川芎、胡芦巴（益气）、芍药、磁石（补阳）、黄柏（盐水炒）、知母（盐水炒。治相火）、巴戟天（佐肾）、五味子（祛痰，收肺气）、白术（补脾）、破故纸（补肾）、枸杞子（补肝）、小茴香（治小肠气）、白茯苓（盐酒蒸，补心）、木瓜

（用牛膝水浸）、杜仲、苁蓉、没药（治肾损，益心血）、阳起石
（用黄芩水浸，装入羊角内，以泥封固，火煅青烟起用出，以指研
对日不坠为度，如坠复煅）。

功效：久服神清气爽，长颜色，温骨髓，倍进饮食，调和脏
腑，精浓能施，生子，有效。

用法：上为末，择壬子、庚申旺日，用鸡子六十个，打开一
孔，去内拭干，以末入内，用纸糊住，令鸡抱子出为度，取药炼蜜
为丸，如桐子大，每服八十一丸，空心盐汤下。

加味五子衍宗酒（经验方）

组成：菟丝子（蒸）、枸杞子各 240g，覆盆子 120g，五味子、
沙苑子、韭菜子、车前子各 60g，海狗肾 30g，鹿茸 3g。

功效：补肾壮阳，养血生精。

用法：上药用米酒 2000mL 浸泡，半个月后饮用，每天早晚各
服 30～50mL。

加味六子丸（《济阳纲目·种子》）

组成：菟丝子（酒浸）、杜仲（麸炒去丝）、覆盆子、肉苁蓉、
车前子（洗）、白蒺藜子（炒，去刺）、破故纸、麦门冬（去心）、
川牛膝、山茱萸（去核）、牡蛎（盐泥同煅过）、黄芪（盐水浸）、
熟地黄（忌铁铜）、五味子、大甘草，夏月加黄柏二两，冬月加干
姜五钱。

功效：补肝肾，涩精气。

用法：上为细末，捣饭丸如桐子大，每服五七十丸，空心盐
汤，午间临卧，用酒送下。

加味地黄丸(《济阴纲目·求子门》)

组成：熟地黄、山茱萸、山药、白茯苓、牡丹皮、泽泻、香附子（童便炒）、蕲艾（醋煮）。

功效：滋阴补肾。

用法：上为末，炼蜜丸如桐子大，每服七八十丸，滚汤下。

六 画

芍药润燥丹(《辨证录》)

组成：白芍、山药、炒栀子、芡实。

功效：温阳健脾，固肾益精。

用法：水煎服。

百子建中丸(《济阴纲目·求子门》)

组成：当归（酒洗）、南川芎、白芍药（酒炒）、熟地黄（姜汁浸，焙）、真阿胶（蛤粉炒成珠）、蕲艾叶（醋煮）香附子（醋浸，炒干）。

功效：滋阴补血，益气温中。

用法：上为细末，炼蜜丸如桐子大。每服八十丸，空心白沸汤点醋少许下；内寒者温酒下。

当归补血汤(《辨证录》)

组成：黄芪、当归、熟地黄。

功效：补气生血，滋阴养血。

用法：水煎服。

延寿获嗣酒(《惠直堂经验方·种子门》)

组成：生地黄 360g（酒浸一宿，切片，用益智仁 60g 同蒸一炷香，去益智仁），覆盆子（酒浸一宿，炒）、山药（炒）、芡实（炒）、茯神（去木）、柏子仁（去油）、沙苑（酒浸）、山茱萸（酒浸）、肉苁蓉（去甲）、麦冬（去心）、牛膝各 120g，鹿茸 1 对（酥炙）。

功效：滋阴温阳，填精益髓。

用法：上药用烧酒 12500g，无灰酒 5000g，白酒 2500g，龙眼肉 250g，核桃肉 250g，同入缸内，重汤煮七炷香，埋土 7 日取起，勿令泄气。每晚男女各饮四五杯，勿令醉，至百日后，健旺无比。忌房事月余。

延龄广嗣丸(《饲鹤亭集方》)

组成：枸杞子、线鱼胶、菟丝子、制首乌、茯苓、楮实子。

功效：培养固本，益髓填精，兴阳种子，长春广嗣。

用法：研细末，水法为丸，淡盐汤送下。

延龄育子方(《医方考·广嗣门》)

组成：天门冬（去心）、麦门冬（去心）、川巴戟（去心）、人参、白术、白茯苓、川牛膝、生地黄、熟地黄、肉苁蓉（去心）、枸杞子、菟丝子（去心）、莲须、白茯神、山药（姜汁炒）、山茱萸（去核）、沙苑蒺藜（炒）、柏子仁、鹿角胶、鹿角霜、酸枣仁、远志、五味子、石斛。

功效：补益精气。

用法：上药共为末，蜜丸梧子大。早晨盐汤吞下百丸。

延龄育子方（《济阳纲目·种子》）

组成：天门冬（去心）、麦门冬（去心）、川巴戟（去心）、肉苁蓉（去心）、人参、白术、白茯苓、川牛膝、莲须（金色者）、生地黄（酒洗）、熟地黄、枸杞子、菟丝子、白茯神（去木）、山药（姜汁炒）、山茱萸（去核）、柏子仁、鹿角胶、沙苑蒺藜（炒）、鹿角霜、酸枣仁、远志（去心）、五味子、石斛。

功效：补益精气。

用法：上为细末，炼蜜丸，如桐子大，每服一百丸，早晨盐汤吞下。

延龄种子仙方（《济阳纲目·种子》）

组成：当归身（酒浸）、川牛膝（酒浸）、生地黄（酒浸）、熟地黄（酒浸）、片芩（酒浸）、麦门冬（去心，米泔水浸）、天门冬（去心，米泔水浸）、山茱萸、知母（盐、酒浸）、黄柏（去皮，蜜水盐酒浸）、辽五味、川芎、山药、龟甲（酥炙）、白芍药（酒浸）、人参。

功效：益肾填精，补血活血。

用法：上制如法，晒干，不犯铁器，为极细末，用白蜜三斤，不见火炼。将竹筒二节凿一窍孔，去瓢，入蜜在内，并入清水一小盏和匀，绵纸封固七层，竖立重汤锅内，柴火煮一昼夜，和药数千杵，丸如桐子大，每服百丸，清晨盐汤，晚酒送下，男妇皆然。以服药之日为始，忌房事一个月，愈久愈妙。延龄种子，其效如神。男妇同服。

壮阳丹(《广嗣纪要·调元篇》)

组成：熟地黄、巴戟天、破故纸、淫羊藿、桑螵蛸、阳起石。

功效：滋阴壮阳。

用法：上六味，合阴之数，研末，炼蜜丸如桐子大，每三十丸空心只一服，温酒下。

壮阳生精酒(经验方)

组成：蛤蚧1对，胡桃肉、枸杞子、黄精、制首乌各50g，淫羊藿、车前子、韭菜子各30g。

功效：补肾壮阳，补血益精，益寿延年。

用法：上药用米酒1500mL浸泡半个月，每天早晚各服25～50mL。

庆云散(《备急千金要方》)

组成：覆盆子、五味子、天雄、石斛、白术、桑寄生、天门冬、紫石英、菟丝子。

功效：温肾壮阳，养血益精，生津和胃。

用法：上九味，治下筛，酒服方寸匕，先食，日三服。素不耐冷者，去寄生，加细辛四两；阳气不少而无子者，去石斛，加槟榔十五枚。

交泰丸(《韩氏医通》)

组成：川黄连、肉桂心。

功效：交通心肾，清火安神。

用法：上为末，炼蜜为丸，空腹淡盐汤送下。

阳虚梦遗方(《石山医案·阳虚》)

组成：人参、黄芪、白术、甘草、枳实、香附、山楂、韭菜子。

功效：益气固精，补肾壮阳。

用法：水煎服，服半年，随时令寒暄升降而易其佐使，调理而安。

夺天丹(《辨证录·种嗣门》)

组成：龙骨、酒浸三日，然后用醋浸三日，火烧七次，用前酒、醋汁七次焠之，驴肾内外各一具，酒煮三炷香，将龙骨研末，拌入驴肾内，再煮三炷香，然后入：人参、当归、白芍、补骨脂、菟丝子、杜仲、白术、鹿茸、山药末、五味子、熟地黄、山茱萸、黄芪、附子、茯苓、柏子仁、砂仁、地龙。

功效：并补三经，裨益肝气。

用法：各为细末，将驴肾汁同捣，如汁干，可加蜜同捣为丸。每日早、晚用热酒送下各五钱。

地黄余粮汤(《温病条辨》)

组成：熟地黄、禹余粮、五味子。

功效：滋阴益肾，固涩下焦。

用法：水煎服。

阳痿性不育经验方

组成：柴胡、枳实、木香、香附、郁金、焦山楂、茯苓、鸡内金、苍术、白术、半夏、陈皮、胆南星、白芥子。

功效：燥湿化痰，通络起痿。

用法：水煎服。

七 画

扶阳汤（《温病条辨》）

组成：鹿茸、熟附子、人参、桂枝、当归、炒蜀漆。

功效：补肾助阳，益气养血。

用法：水八杯，加入鹿茸酒，煎成三小杯，日三服。

还少丹（《洪氏集验方》）

组成：熟地黄、干山药、牛膝、枸杞子、山茱萸、茯苓、杜仲、远志、五味子、石菖蒲、楮实子、小茴香、巴戟天、肉苁蓉。

功效：补肾养心，益阴壮阳。

用法：炼蜜、枣肉为丸，如梧桐子大，每次服三十丸，温酒盐汤送服，每日三服，空腹服。

助气仙丹（《辨证录》）

组成：人参、黄芪、当归、茯苓、白术、破故纸（补骨脂）、杜仲、山药。

功效：健脾益肾，调补五脏。

用法：水煎服。连服四剂气旺，再服四剂气大旺。

忘忧散（《辨证录》）

组成：白术、茯神、远志、柴胡、郁金、白芍、当归、巴戟天、陈皮、白芥子、神曲、麦冬、牡丹皮。

功效：疏肝解郁，兴阳起痿。

用法：水煎服。连服十剂，郁勃之气不知其何以解也。

补阴丸(《广嗣纪要》)

组成：黄柏（盐水炒）、知母（酒洗）、熟地黄（酒蒸焙）、天门冬（焙）。

功效：滋阴降火。

用法：各取末和匀，炼蜜为丸，如梧桐子大，每五十丸，空心食前百沸汤下。

补肾生精酒(经验方)

组成：淫羊藿 500g，锁阳、巴戟天、黄芪、熟地黄各 250g，枣皮、附片、肉桂、当归各 100g，肉苁蓉 210g，枸杞子、菟丝子、桑椹各 150g，韭菜子、车前子各 60g，甘草 110g。肾阳偏虚，精子数正常但存活率低者，重用黄芪、肉桂、附片，加党参、黄精、阳起石、仙茅、海狗肾、金樱子等；肾阴偏虚，精子数少，精液少，精子存活率基本正常者，重用熟地黄、枣皮、枸杞子、桑椹等，可加首乌、桑寄生、女贞子等。

功效：补肾益精，滋阴壮阳，抗老延年。

用法：上药用 60° 白酒 10kg 浸泡 7~15 天，即可饮用，每天 3 次，每次 25~50mL，饭前饮，用菜送下。

补肾地黄丸(《育婴家秘》)

组成：熟地黄、干山药、山茱萸、泽泻、牡丹皮、肉苁蓉。

功效：补肾益精。

用法：共为细末，炼蜜为丸，如梧桐子大，每五十丸、空心、食前服，淡盐汤送下。

补肾固精方（《先醒斋医学广笔记》）

组成：北五味子。

功效：补肾固精，久之兼可御女。

用法：北五味子如法为细末，每服以好酒下方寸匕。

补肾健脾益气方（《先醒斋医学广笔记·虚弱》）

组成：白茯苓、枸杞子、生地黄、麦门冬、人参、陈皮、白术。

功效：补肾种子，健脾益气。

用法：河水二盅，煎八分。每日1剂，水煎服（加300mL水煎至240mL）。

附子茴香丸（《临证指南医案》）

组成：炮附子、干姜、大茴香、安息香、人参末。

功效：温阳行气止痛。

用法：研为细末，真水安息香捣为小丸，以人参末为衣。

八　画

固本健阳丹（《万病回春·求嗣》）

组成：菟丝子（酒煮）、白茯神（去皮木）、山药（酒蒸）、牛膝（去芦，酒洗）、杜仲（酒洗，去皮，醋炙）、当归身（酒洗）、肉苁蓉（酒浸）、五味子（去梗）、益智仁（盐水炒）、嫩鹿茸（酥炙）、熟地黄（酒蒸）、山茱萸（酒蒸，去核）、川巴戟（酒浸，去心）、续断（酒浸）、远志（制）、蛇床子（炒，去壳）、人参、枸杞子。

功效：培养元神，坚固精血，暖肾壮阳。

用法：上药为细末，炼蜜为丸，如梧桐子大。每服 50～70 丸，空腹时用盐汤或酒送下，临卧再进一服。若妇人月候已尽，此是种子期也，一日服三也无妨。

固本退龄酒(经验方)

组成：当归、巴戟天、肉苁蓉、杜仲、人参、沉香、小茴香、补骨脂、石菖蒲、青盐、木通、山茱萸、石斛、天门冬、熟地黄、陈皮、狗脊、菟丝子、牛膝、酸枣仁、覆盆子、远志各 30g，神曲、虎胫骨（现已禁用）、生姜汁各 60g，砂仁、大茴香、益智仁、乳香各 15g，白豆蔻、木香各 10g，川椒 20g，淫羊藿、山药汁、炼蜜各 120g，大枣 300g，糯米 500g。

功效：调气血，补肝肾，健脾胃，强腰膝，益精髓，抗老延年。

用法：上各根据制为末，糯米、枣肉、黏饭同姜汁、山药汁、炼蜜四两和成块，分为四块，四绢袋盛之，入酒坛内浸二十一日。取出趁热服用，早晚各饮一二盏。数日见效。

固真汤(《赤水玄珠》)

组成：升麻、柴胡、羌活、炙甘草、泽泻、黄柏、知母、龙胆草。

功效：清热利湿，升阳疏散。

用法：水煎，空心服，以美膳压之（饭前服用）。

固摄肾气方(《临证指南医案》)

组成：熟地黄、山茱萸、怀山药、补骨脂、胡桃肉、白茯苓、怀牛膝、五味子、车前子。

功效：补肾纳气。

用法：水煎服。

金锁思仙丹（《济阳纲目·种子》）

组成：莲蕊、莲子、芡实（各等分）。

功效：补肾涩精，养心安神。

用法：上为末，金樱膏丸如梧子大，每三十丸，空心盐汤下，一月见效。即不走泻，候女人月信住，取车前子，水煎服之，一交即孕。久服精神完固，能成地仙。平时忌葵菜、车前子。

育嗣汤（经验方）

组成：仙茅、淫羊藿、菟丝子、何首乌、熟地黄、巴戟天、五味子、鹿角霜、冬葵子、炮附子、覆盆子、肉苁蓉。

功效：补肾健脾，壮阳益精。

用法：水煎服。

宜男化育丹（《辨证录》）

组成：人参、山药、半夏、白术、芡实、熟地黄、茯苓、薏仁、白芥子、肉桂、诃黎勒、益智仁、肉豆蔻。

功效：健脾补肾，化痰利湿。

用法：水煎服。服四剂而痰少，再服四剂，痰更少，服一月而痰湿尽除，交感亦健，生来之子，必可长年。

承泽丸（《备急千金要方》）

组成：梅核仁、辛夷、葛上亭长、溲疏、藁本、泽兰子。

功效：清热利湿，通淋化瘀。

用法：上六味为末，蜜丸如大豆，先食服二丸，日三，不知稍增。若腹中无坚癖积聚者，去亭长，加通草一两；恶甘者，和药先以苦酒搜散，乃纳少蜜和为丸。

参芍汤(《温病条辨》)

组成：人参、白芍、附子、茯苓、炙甘草、五味子。

功效：温阳补脾，和营止泻。

用法：水煎服。

经验育胎丸(《济阴纲目·求子门》)

组成：当归（酒浸）、熟地黄（酒蒸）、白术、香附、砂仁、芍药（酒炒）、川芎、川续断、陈皮、黄芩（酒炒）。

功效：益气养血，补肾健脾。

用法：上为细末，糯米糊丸如桐子大，每服七八十丸，空心淡醋汤下，酒亦可，以干物压之。

经验方

组成:熟地黄、何首乌、黄精、肉苁蓉各50g，巴戟天、杜仲、续断、鹿角胶、菟丝子、枸杞子各30g，熟附子、淫羊藿、肉桂各15g，蛤蚧1对，狗鞭1条，麻雀（剥净）4只，米酒3.5kg。

功效：滋阴填精，温肾助阳。

用法：将药浸泡入酒，50天后服，早晚各服15mL。每剂可以连浸2次左右。服完1剂为1个疗程，可以连服2～3个疗程。

九 画

南岳魏夫人济阴丹(《济阴纲目·求子门》)

组成：秦艽、人参、藁本、石斛、甘草、蚕布（烧灰）、桔梗、京墨（煅，醋淬）、木香桃仁（去皮尖，炒）、糯米（炒）、川芎、当归、肉桂、干姜（炮）、细辛、牡丹皮、茯苓、熟地黄（酒蒸）、香附子（炒）、泽兰叶（各四两）、川椒（炒去目）、山药、苍术（米泔浸）、大豆黄卷（炒）。

功效：补气活血，祛瘀散湿，温中养阴。

用法：上为末，炼蜜为剂，每两作六丸，每服一丸，细嚼，空心温酒、醋汤任下，或以醋调糊丸，如桐子大，每服五十丸亦可。

韭菜子丸加减(《临证指南医案》)

组成：菟丝子、蛇床子、覆盆子、韭菜子、五味子、沙苑子、鳇鱼胶丸。

功效：益气固精，补肾壮阳。

用法：原文缺如。

种子大补丸(《济阳纲目·种子》)

组成：人参、麦门冬、生地黄（酒炒）、熟地黄（砂仁炒）、巴戟天、杜仲、沙苑蒺藜、天门冬、枸杞子、黄柏、白茯神、白茯苓、白术、白芍药（各四两）、牛膝、当归、黑桑椹、芡实、圆眼肉、鹿角胶。

功效：温肾助阳，补精填髓。

用法：上为末，用雄鹿血和炼蜜为丸，如桐子大，每服五十丸，空心温酒、盐汤任下。

种子方(《先醒斋医学广笔记·虚弱》)

组成：沙苑蒺藜、川续断（酒蒸）、菟丝子、山茱萸、芡实粉、莲须、覆盆子、甘枸杞子。

功效：补益肝肾，涩精止遗。

用法：前末，以蒺藜膏同炼蜜和丸如梧子大，每服四五钱，空腹盐汤下。有火者宜服此兼治梦遗。

种子方(《济阳纲目·种子》)

组成：巴戟天（酒浸，去心）、益智仁（盐水炒）、杜仲（去皮，酥炙）、牛膝（去芦，酒洗）、白茯神（去皮木）、干山药（蒸）、菟丝子（酒浸去泥，土炒）、远志（甘草水煮，去心）、蛇床子（去壳）、川续断（酒洗）、山茱萸（酒浸，去核）、当归身（酒洗）、熟地黄（酒蒸）、鹿茸（去毛，酥炙）。

功效：补肾填精。

用法：上为细末，炼蜜为丸，如桐子大，每三五十丸，空心酒下，或炒盐汤下亦可，临时亦服。若妇人月候已尽，此是生子期也，一日可服三五次，平时只一次，在外勿服。如精虚，加五味子两。阳道衰，倍加续断一两五钱。精不固，加牡蛎、龙骨，火假过七次，盐酒淬，井底浸三日，取起晒干，各一两三钱，更加鹿茸五钱。

种子奇方(《先醒斋医学广笔记·虚弱》)

组成：柏子仁（去油者，好酒浸一宿，砂锅上蒸，捣烂如泥）、鲜鹿茸（火燎去毛净，酥炙透，如带血者，须慢火防其皮破血走也，切片为末）。

功效：滋阴壮阳，涩精健骨。

用法：等分，和柏子仁泥捣极匀，加炼蜜丸如梧子大。每服空心三钱，淡盐汤吞。

种子神方(《惠直堂经验方·种子门》)

组成：人参、古墨、破故纸、肉苁蓉、山药、米仁、白归身、茯苓、远志肉、沉香、荜澄茄、何首乌、巴戟天、北细辛、淫羊藿、土木鳖。

功效：补元气，壮肾阳，益精血。

用法：上药须拣选上品，如法制就，为末蜜丸，桐子大。每日空心，酒或淡盐汤送下，忌房事一月，服药忌食猪肉。

保真广嗣丹(《寿世编·保养门》)

组成：鹿角胶、鱼胶、熟地黄、山药、茯苓、山茱萸、五味子、杜仲、远志、益智仁、川楝子、巴戟天、破故纸、胡芦巴、沉香。

功效：培补元阳，温肾散寒。

用法：共为细末，和匀，肉苁蓉（水洗净肉），好酒煮烂，捣如糊，炼蜜为丸，桐子大。每服 50～60 丸，空心温酒下。

养精汤(自拟方)

组成：淫羊藿、熟地黄、紫河车、黄精、沙苑子、黄芪、当归、制水蛭、王不留行、煅牡蛎、荔枝核。

功效：温阳益精，益气养血，理气活血通络。

用法：水煎服。

济火延嗣丹(《辨证录》)

组成：人参、黄芪、巴戟天、五味子、黄连、肉桂、当归、白术、龙骨、山茱萸、山药、柏子仁、远志、牡蛎、金樱子、芡实、鹿茸。

功效：补益心肾，君相互用。

用法：各为末，蜜为丸。每日白滚水送下一两，不拘时。

神仙附益丸（《济阴纲目·求子门》）

组成：香附米一斤，用童便浸透，取出，水洗净，露一宿，晒干，再浸，再露，再晒，如此二次。用好醋浸透过宿，晒干为末。用益母草十二两，东流水洗净，烘干为末。

功效：疏肝解郁，理气活血，祛瘀散寒。

用法：再用香附四两，北艾一两，煮汁三分，醋七分，将前二味和合为丸，如梧桐子大。每服五七十丸，空心临卧淡醋汤送下。

十　画

秦椒丸方（《备急千金要方》）

组成：秦椒、天雄、玄参、人参、白蔹、鼠归、白芷、黄芪、桔梗、露蜂房、白僵蚕、桃仁、蛴螬、白薇、细辛、芜荑、牡蒙、沙参、防风、甘草、牡丹皮、牛膝、卷柏、五味子、芍药、桂心、大黄、石斛、白术、柏子仁、茯苓、当归、干姜、泽兰、干地黄、川芎、干漆、白石英、紫石英、附子、钟乳、水蛭、虻虫、麻布叩幞头（烧）。

功效：温补肾阳，活血化瘀，清热通淋。

用法：上四十四味为末，蜜和丸，如梧子大，酒服十丸，日再，稍加至二十丸。若有所去如豆汁，鼻涕，此是病出，觉有异即停。

起阳至神丹（《石室秘录》）

组成：熟地黄、山茱萸、远志、巴戟天、肉苁蓉、肉桂、人参、枸杞子、茯神、杜仲、白术。

功效：滋肾填精起阳。

用法：水煎服。一剂起，二剂强，三剂妙。老人倍加。

真精妙合丸(《济阳纲目·种子》)

组成：紫河车（用男子初胎者佳，米泔水洗净，用竹刀挑去筋内紫血，以老酒洗过入瓶，重汤煮一日，捣烂如泥）、秋石（择童男女洁净无体气者，与以精洁饮食及盐汤，忌葱韭肉茶等，取便，熬成秋石）、人乳干（取壮实妇人初胎香浓乳汁，置大瓷盘内，烈日中速晒干）、红铅（择女子洁净无体气者，候天癸初至，以铅打船样合阴户上，随到随取，中有痒结如粟米珠子，或三或五，或七颗者，名曰枚子，尤妙。然北方女子多有，南方未易得，既取以澄过茯苓末收之）。

功效：滋阴壮阳，补虚培元。

用法：上为末，同河车和匀，炼蜜为丸，如桐子大，每服一二十丸，空心白沸汤下。

健脾滋肾壮元酒(经验方)

组成：杜仲（盐水炒断丝）26g，车前子（微炒）10g，广陈皮14g，怀山药33g，鹿茸1对（去毛切片）。

功效：补肾壮阳，益气健脾，抗老延年。

用法：上药盛装，用甜酒、烧酒各2.5kg，煮约三炷香时间取出，以凉水泡一夜，即可取出酌饮，每天早晚各服1次，每次25～30mL。

益肾活血方（自拟方）

组成：熟地黄 20g，枸杞子 15g，酒苁蓉 15g，五味子 15g，丹参 15g，巴戟天 15g，三七粉 3g（冲服），淫羊藿 20g，盐杜仲 15g，当归尾 10g，车前子 10g，盐菟丝子 20g。

功效：补肾填精，活血化瘀。

用法：水煎服。

益肾通络方（自拟方）

组成：熟地黄 15g，菟丝子 5g，淫羊藿 15g，黄芪 30g，丹参 30g，川牛膝 15g，水蛭 6g。

功效：补肾益气，活血通络。

用法：水煎服。

海马酒（经验方）

组成：海马 2 只，白酒 500g。

功效：补肾壮阳。

用法：将海马捣碎，放入洁净的瓶中，倒入白酒，密封。经常摇动，14 天后饮用，每日早晚各服 20～30mL。

海狗肾酒（经验方）

组成：海狗肾 60g，白酒 500g。

功效：温补下元，暖肾壮阳，益精髓。

用法：将海狗肾捣烂，装入细布袋中，扎紧袋口，置于洁净的宽口瓶或瓦罐中，倒入白酒，密封，置于避光干燥处。经常摇动，7 日后饮用。每天早晚各服 20～30mL。

润涸汤(《辨证录》)

组成：熟地黄、白术、巴戟天。

功效：滋养肾精，阴阳双补。

用法：水煎服。

润精汤(自拟方)

组成：紫河车、沙苑子、菟丝子、黄精、山茱萸、生黄芪、桂枝、生牡蛎、马齿苋、陈皮、丹参、红景天、淫羊藿。

功效：平调阴阳，清温并用。

用法：水煎服。

调生丸(《济阴纲目·求子门》)

组成：泽兰叶、当归（洗，焙）、熟地黄（洗，焙）、川芎、白芍药、牡丹皮、延胡索、石斛（酒浸）、白术、干姜（炮）、肉桂（去皮）。

功效：补益肝肾，温肾散寒，益胃温中。

用法：上为末，醋糊丸如桐子大，每服五十丸，空心酒下。

调补冲任酒(经验方)

组成：淫羊藿、桑寄生、当归、熟地黄各10g，白芍、桑椹、女贞子、阳起石各15g，蛇床子4.5g。女性行经腹痛、性欲淡漠者加鹿角霜、肉桂、紫石英，输卵管不通者加穿山甲（现已禁用）、皂角刺、路路通。

功效：温阳补肾，调补冲任，调经养血。

用法：上药用米酒1000mL浸泡，半个月后饮用，每天早晚各服30~60mL。

十 一 画

理精药酒(经验方)

组成:紫丹参、莪术、川牛膝、土鳖虫、当归尾各12g,熟地黄、续断、狗脊、淫羊藿、肉苁蓉、鹿角霜各15g,红枣5枚。肝经郁滞、睾丸坠胀者,加橘核、橘叶、荔枝核、小茴香;气虚证见睾丸下坠不收,神疲体倦者,加黄芪、党参、白术;阳虚证见形寒肢冷、睾丸处阴冷者,加熟附子、桂枝;阴虚火旺证见口干舌红、五心烦热者,加生地黄、白芍、炙鳖甲;湿热内蕴证见阴囊湿疹、痛痒,小便黄赤,舌苔黄腻者,加黄柏、车前子。

功效:活血化瘀,补肾益精。

用法:上药用米酒1000mL浸泡,半个月后饮用。每天早晚各服30~50mL。3个月为1个疗程。

梦遗封髓丹/大封髓丹(《先醒斋医学广笔记·虚弱》)

组成:黄柏(去皮蜜炙)、砂仁、甘草,山药糊为丸,加远志肉、猪苓、白茯苓、莲须、山茱萸、北五味子。

功效:遗精止泻。

用法:蜜丸,每服三钱。

续嗣降生丹(《妇人大全良方·温隐居求嗣保生篇方论第五》)

组成:当归、桂心、龙齿、乌药(真天台者佳)、益智、杜仲、石菖蒲、吴茱萸、茯神、川牛膝、秦艽、细辛、苦桔梗、半夏、防风、白芍药、干姜、附子、川椒、牡蛎。

功效:温精化瘀,涩精止遗。

用法：上为细末，取附子、内朱砂别研为细末，糯米糊为圆，如梧桐子大。每服三十圆至百圆。空心，淡醋、温酒、盐汤皆可下，一日二服。

十 二 画

葆真丸(《证治准绳·女科·胎前门》)

组成：鹿角胶、杜仲、干山药、白茯苓、熟地黄、菟丝子、山茱萸、北五味子、川牛膝、益智仁、远志、小茴香、川楝子、川巴戟（酒浸，去心）、破故纸、胡芦巴、柏子仁、穿山甲（现已禁用）、沉香、全蝎。

功效：补十二经络，起阴发阳，安魂定魄，强阴益子精。

用法：每服 50 丸，淡秋石汤、温酒任下，以干物压之。渐加至 100 丸。服 7 日，四肢光泽，唇脸赤色，手足温和，面目滋润。

蛤蚧参茸酒(经验方)

组成：蛤蚧 1 对，人参、肉苁蓉各 30g，巴戟天、桑螵蛸各20g，鹿茸 6g。

功效：补气壮阳，益精养血，强壮腰膝。

用法：上药用白酒 2000mL 浸泡，密封，置阴凉干燥处，经常摇动，半个月后饮用。每天早晚空腹时各服 1 次，每次 20～30mL。有胃病者改在饭后服。药酒饮完后，药渣爆干研成细末，每日早晚用温开水送服 6g。

蛤蚧雄睾酒(经验方)

组成：蛤蚧 1 只，蛤蚧睾丸 2 只，当归、淫羊藿、锁阳各 20g。

功效：补肾壮阳，补肺定喘，补血强身，抗老延年。

用法：上药用陈米酒1000mL浸泡10～15天，即可饮用。每天早晚各饮1次，每次25～50mL。

温肾丸(《济阳纲目·种子》)

组成：巴戟天、当归、鹿茸、益智仁、杜仲、生地黄（酒炒）、茯神、山药、菟丝子、远志、蛇床子、续断、山茱萸、熟地黄。

功效：补肾阳，滋肾阴，益精血，安心神。

用法：上为末，炼蜜丸如桐子大，每三五十丸，空心温酒下。精虚，加钟乳粉、五味子；阳道衰，倍续断；不固，加龙骨、牡蛎，倍鹿茸；多房事者，停加蛇床子；痿，倍加远志肉；欲刚，倍鹿茸。

温精毓子丹(《辨证录》)

组成：人参、肉桂、五味子、菟丝子、白术、黄芪、当归、远志、炒枣仁、山茱萸、鹿茸、肉苁蓉、破故纸、茯神、柏子仁、砂仁、肉果。

功效：心肾同调，补火助阳。

用法：各为末，蜜为丸。每日酒送一两。服一料，精变为温矣。

滋水清肝饮(《医宗己任编·西塘感症》)

组成：熟地黄、山药、山茱萸、牡丹皮、茯苓、泽泻、白芍、山栀、酸枣仁、当归身、柴胡。

功效：滋阴养血，清热疏肝。

用法：水煎服，每日2次。原始剂量缺，按常规剂量酌定。

强记汤(《辨证录》)

组成：熟地黄、麦冬、生酸枣仁、远志。

功效：滋肾益精。

用法：水煎服，三十剂不忘。

强精药酒(经验方)

组成：炒蜂房、淫羊藿、熟地黄、潼蒺藜、制首乌、制黄精各15g，肉苁蓉、全当归、川续断、狗脊、锁阳、鹿角片（霜）各10g。阳虚者加熟附片、肉桂各10g，阴虚者加生地黄、玉竹、玄参各15g；气虚者加党参10g，炙黄芪20g，怀山药15g；肝郁者加柴胡、橘叶（核）各10g，小茴香5g，瘀血内阻者加莪术15g，土鳖虫10g，生牡蛎30g；湿热下注者加知母、黄柏各10g，车前子15g；痰湿内阻者加苍术、白术、陈皮、厚朴各10g。

功效：补肾壮阳，养血生精。

用法：上药用米酒1000mL浸泡，半个月后饮用。每天早晚各服30～50mL。3个月为1个疗程，需服1～2个疗程。

十四画

聚精丸(《济阳纲目·种子》)

组成：鱼鳔（切细，面炒成珠，再加酥油炒黄色）、当归（酒浸）、沙苑蒺藜（炒黄色）。

功效：补益肝肾，涩精止遗。

用法：上为细末，炼蜜为丸，如桐子大，每服五十丸，空心温酒，或盐汤下，忌鱼腥。

聚精丸(自拟方)

组成：熟地黄、枸杞子、何首乌、川续断、紫河车、淫羊藿、沙苑子、党参、茯苓、黄精、薏苡仁。

功效：滋肾填精，补脾健运。

用法：原文缺如。

聚精丸(《证治准绳·女科·胎前门》)

组成：黄鱼鳔胶 1 斤（白净者，切碎，用蛤粉炒成珠，以无声为度）、沙苑蒺藜 8 两（马乳浸两宿，隔汤蒸一炷香久，取起焙干）。

功效：补益肝肾，涩精止遗。

用法：上为末，炼蜜丸，每服三钱，淡盐汤送下，或开水下。

聚精助育抗免汤(自拟方)

组成：生黄芪、炙黄芪、生地黄、熟地黄、炙何首乌、炙黄精、沙苑子、枸杞子、益母草、太子参、川续断、鸡血藤、丹参、菟丝子、乌梅、珍珠母、威灵仙、仙鹤草。

功效：健脾益肾，除湿清热化瘀。

用法：每日 1 剂。首煎先以冷水浸泡 30 分钟再煎煮，水沸腾后小火煎煮 40 分钟左右即可，二三煎时仍加冷水。每剂药煎煮 3 次，每次服用 120～150mL。

毓麟珠(《景岳全书·新方八阵》)

组成：人参、白术（土炒）、茯苓、芍药（酒炒）、川芎、炙甘草、当归、熟地黄（蒸捣）、菟丝子（制）、杜仲（酒炒）、鹿角霜、川椒。

功效：补益气血，温补肝肾。

用法：上为末，炼蜜丸，弹子大。每空心嚼服一二丸，用酒或白汤送下，或为小丸吞服亦可。

精神药酒方(《龚志贤临床经验集》)

组成：枸杞子 30g，熟地黄 15g，红参 15g，淫羊藿 15g，沙苑蒺藜 25g，母丁香 10g，沉香 5g，荔枝核 12g，炒远志 3g。

功效：补肾助阳，暖肾温精。

用法：用白酒 1000g，加冰糖 250g，浸泡上药 1 个月即可。每晚服 20mL，分数十口缓缓饮下。少年、幼年禁服。

精泰来颗粒(自拟方)

组成：生地黄、泽泻、生蒲黄、益母草、天花粉、赤芍、蒲公英、野菊花。

功效：滋阴清热，凉血通经，利湿消痈。

用法：水煎服。

十五画

增损三才丸(《济阴纲目·求子门》)

组成：天门冬（酒浸，去心）、熟地黄（酒蒸）、人参（去芦）、远志（去骨）、五味子、茯苓（酒浸）、鹿角（酥炙）。

功效：补气温阳，暖肾益精。

用法：上为细末，炼蜜杵千下为丸，如桐子大。每服五十丸，空心好酒下。

镇神镇精丹(《广嗣纪要》)

组成：人参、茯神、远志、甘草、柏子仁、酸枣仁（去壳）、石菖蒲、白龙骨（煅）、牡蛎（煅）、辰砂（水飞）。

功效：补心宁神，固肾涩精。

用法：以上共为末，炼蜜为丸，如弹子大，每服一丸，枣汤下。

十六画

赞育丹(《景岳全书·新方八阵》)

组成：熟地黄（蒸捣）、白术（用冬术）、当归、枸杞子、杜仲（酒炒）、仙茅（酒蒸一日）、巴戟肉（甘草汤炒）、山茱萸、淫羊藿（羊脂拌炒）、肉苁蓉（酒洗去甲）、韭菜子（炒黄）、蛇床子（微炒）、附子（制）、肉桂（各二两）。

功效：温补肾阳，填精补血。

用法：上炼蜜丸服，或加人参、鹿茸亦妙。

二十画

蟠斯丸(《广嗣纪要·调元篇》)

组成：当归、牛膝、续断、巴戟天、苁蓉、杜仲（姜汁炒）、菟丝子（酒蒸）、枸杞子、山茱萸、芡实、山药、柏子仁、熟地黄、益智仁（去壳）、破故纸（黑麻油炒）、五味子。

功效：补肾，壮阳，益精。

用法：上十六味，各制研末，秤定和匀，炼蜜丸梧桐子大，每服五十丸空心、食前酒送下。